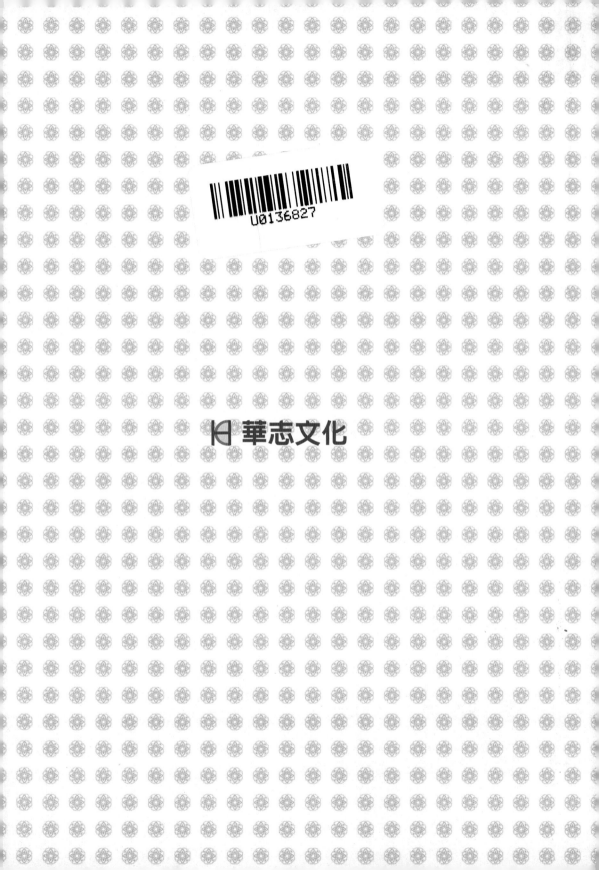

華志文化

華志文化

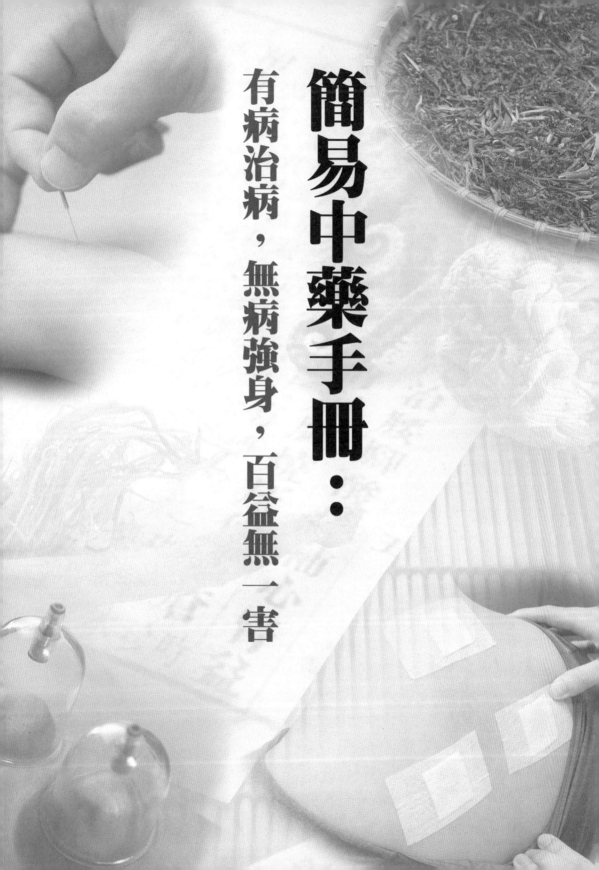

簡易中藥手冊：

有病治病，無病強身，百益無一害

前言

日常養生的簡易中醫驗方

　　《千金要方・養性序》中特別指出:「善養性者,則治未病之病,是其義也。」中醫「重預防、治未病」的中心思想,是維護健康最為重要的理念,是人類生存智慧最為突出的展現。面對當今的現實和面向人類的未來,具有十分重要的積極保健意義。

　　湯藥成藥、針灸按摩、藥膳食療、氣功治療都可酌情選用。為什麼同樣面對「亞健康」,中醫和西醫的看法完全不同呢?這是因為中西醫的理論體系不同,看問題的著眼點不同。

　　古醫書還記載了一個生動的例子:從前有三個人,一個空腹飢餓,一個飽食神旺,另一個喝多了酒。他們同時冒著寒冷在晨霧中行進。後來,喝酒的病了,飢餓的死了,而飽食的卻健康如常。說明正氣的強弱,機體的狀態,確是發病與否的關鍵。

　　中醫認為,一個人感染外來邪氣而發病,一定是自身的正氣出了問題,一定是生理狀況出了偏差,降低了消滅入侵邪氣的能力。

　　對於中醫來說,這些人既然有種種不適的症狀,甚至有煩惱、有痛苦,當然不是「健康人」,而是有病狀的人,也就是「病人」。儘管用西醫的儀器、化驗檢查不出病來,但用中醫的望、聞、問、切,透過症狀和舌象、脈象的變化,就能找出這些人有病的症候,對於這些有異常症候的「病人」,當然應當治療,也有辦法治療。

　　本書寫作過程中,得到了許多醫師、專家、學者的熱心幫助,也參考了大量的書籍資料,力求使讀者在濃厚的傳統醫學文化氛圍中,輕鬆地了解中醫療法的知識,讓您了解它,掌握好操控在自己手上的健康密碼

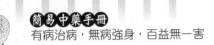
透過本書七種調養方法如下：

❶中醫方劑

❷民間偏方

❸按摩療法

❹拔罐療法

❺針灸療法

❻中藥貼敷

❼藥膳療法

這七種調養方法，可以使人體的各個臟器功能保持平衡、和諧，使氣血通暢，身心健康，從而加強身體對外來疾病的抵抗力，它是人們抵抗衰老、走向健康的良方，是普通人一用就靈、一學就會、一生受益的養生真經。

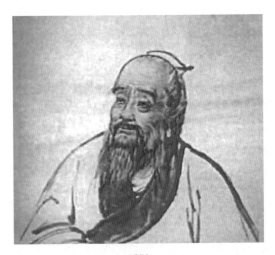

扁鵲

目 錄

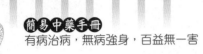
第三章│皮膚科疑難病

第四章│五官科疑難病

第五章│兒科疑難病

第一章
外科疑難病

一、靜脈曲張

　　下肢靜脈曲張是以下肢靜脈隆起、擴張、成團為特徵的靜脈疾患。可伴有小腿或踝部皮膚營養性改變，如皮膚萎縮、色素沉澱、脫屑、瘙癢等。主要發生在大隱靜脈和小隱靜脈。因先天性靜脈壁或瓣膜發育不良而引起者，稱為原發性下肢靜脈曲張；因深靜脈血栓形成或腹內壓力增高等因素使下肢靜脈回流受阻而引起者，稱為繼發性下肢靜脈曲張。

中醫方劑

❶蒼朮黃柏湯

【組成】紅花、蒼朮、黃柏、桃仁各10克，丹參18克，牛膝15克，生薏米30克。

【用法】水煎取汁，日1劑，分2次口服。

【功用】適用於下肢靜脈曲張，症見靜脈隆起，下肢沉重，瘙癢，口苦，小便黃者。

❷熟地祛曲湯

【組成】熟地15克，川芎6克，當歸、澤瀉、澤蘭、桃仁、紅花各10克。

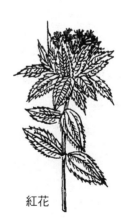

紅花

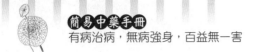

【用法】水煎分2次口服，日1劑。

【功用】適用於下肢靜脈曲張，而見下肢靜脈隆起、成團，周圍皮膚脫屑萎縮者。

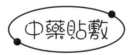

民間偏方

【方一】

有人患左下肢靜脈曲張，走路或站立時間稍長患處常感痠脹疼痛，隱隱發熱。後用本方治癒：在盆內放5克左右食鹽，加半保溫瓶開水溶解，等水溫合適浸泡雙腳，並用毛巾蘸水熱敷患處，不斷往盆內添加開水以保持水溫，熱敷時間一般20分鐘。該患者持續熱敷1年多，病情逐漸減輕最終消除。

【方二】

有人小腿患靜脈曲張3年，經多方求治無效。後將治療腰痛的強腎健身球墊在小腿部躺下，過了約半小時，腿部疼痛稍有減輕，從此保持睡覺時將球墊在小腿部。過了3個月，小腿靜脈曲張消失了，不再疼痛。

中藥貼敷

將煮熟蛋黃研碎，置銅鍋內加熱熬出蛋牛油，貯於乾淨瓷器內備用。用時先清理創面，然後用浸有蛋牛油的紗布平敷於上，外加包紮，隔日換藥1次。

適用於靜脈曲張出現潰瘍者。

●●●下肢靜脈曲張注意事項●●●

❶經常抬高患肢，白天用彈力繃帶包紮或穿彈力襪。
❷注意避免長時間站立或長距離行走。

二、貧血

貧血是指單位容積血液內紅血球數和血紅蛋白量低於正常的病理狀態。

症狀為頭昏、眼花、耳鳴、面色蒼白或萎黃、氣短、心悸、身體消瘦、夜寐不安、疲乏無力、指甲變平變凹易脆裂、注意力不集中、食欲不佳、月經失調等。病因有缺鐵、出血溶血、造血功能障礙等。缺鐵而引起的「缺鐵性貧血」見於營養不良、長期小量出血，治療應去除病因，並服鐵劑。急性大量出血引起的「出血性貧血」，須用輸血或手術搶救。

另還有紅血球過度破壞引起的「溶血性貧血」、缺乏紅血球成熟因素而引起的「巨幼紅血球成熟性貧血」、缺乏內因子的巨幼紅血球引起的「惡性貧血」和造血功能障礙引起的「再生障礙性貧血」。中醫認為，治療貧血既要增加營養及補血，又要重視補氣，因為氣能生血。嚴重的必須從補腎著手，因為腎中精華能化生成血。

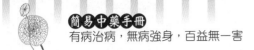

中醫方劑

❶ 杞子紅棗粥

【組成】枸杞30克，紅棗15克，白米60克。

【用法】上藥同煮粥，早、晚餐常服食。

【功用】益氣血，補肝腎。

【方解】方中枸杞，性平，味甘，功能補肝腎；能治肝腎不足所致之腰痠膝軟，頭暈目眩，視力減退。紅棗，性溫，味甘，功能補中益氣，養血安神；能治脾虛血虛之症。白米，性平，味甘，功能健脾益氣；能鼓舞正氣，助藥力發揮。各藥合用，共奏滋補肝腎，補益氣血之功。

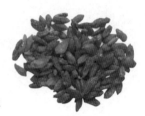

枸杞

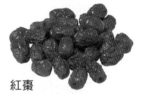

紅棗

民間偏方

【方一】

紅棗10克，茶葉5克，白糖10克。

將茶葉用沸水沖泡，取茶汁。再將紅棗洗淨，加白糖和水，共煮至棗爛，倒入茶汁，混勻。代茶飲服。

【方二】

母雞1隻（約1500克），黃耆15克，白米100克。

將母雞剖洗乾淨，濃煎雞汁，再將黃耆煎汁，與淘洗乾淨的白米一同入鍋煮粥。每日早晚趁熱服用。感冒發熱，外邪未盡者不宜服用。

【方三】

靈芝60克，紅棗12枚，鵪鶉蛋12顆。

將靈芝洗淨，切碎成小塊。紅棗去核後洗淨。鵪鶉蛋煮熟後去

殼。再將全部用料放入鍋中，加適量水，先用大火煮沸，改用小火煮至靈芝出味，加白糖調味，再稍煮即成。經常食用。

藥膳療法

❶當歸羊肉參耆湯

【原料】當歸18克，生薑30克，羊肉250克，人參6克（亦可用黨參30克），黃耆30克，鹽3克。

【製作】將當歸切片，羊肉剔去筋膜，置沸水鍋內汆去血水，撈出涼卻，橫切成長短適度的條塊。然後將羊肉塊及當歸放入洗淨的砂鍋內，加入清水適量，用大火燒沸，打去浮沫，改用小火燉至羊肉熟爛加鹽即可。

【功效】補血益氣，溫中止痛。用於氣虛乏力、貧血、寒性胃炎、寒性胃潰瘍等症的輔助治療。

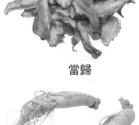

當歸

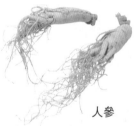

人參

❷枸杞羊骨粥

【原料】羊骨250克，枸杞15克，黑豆30克，紅棗10枚，白米100克，料理酒10CC，薑5克，蔥10克，鹽3克，雞精粉2克。

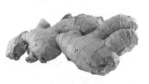

生薑

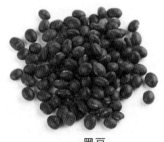

黑豆

【製作】將羊骨敲碎，與枸杞、黑豆、紅棗、白米、料理酒、薑、蔥同入砂鍋內加清水小火煮粥，粥熟加雞精粉調味即可。

【功效】補血，補腎。用於貧血、腎小球腎炎、腎病綜合症的輔助治療。

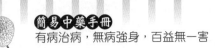
按摩療法

【按摩穴位】

　　頭部的百會、太陽、頭維、神庭、率谷、印堂、攢竹、風池，背部的脾俞、胃俞，腹部的中脘，下肢的血海、足三里等穴。

【按摩手法】

❶用雙手拇指背節處交替推印堂至神庭25次。

❷用雙手拇指指腹分推攢竹至兩側太陽穴25次。

❸用拇指指腹按揉百會、頭維、印堂各30次。

❹按揉中脘、脾俞、胃俞、足三里、血海各50～100次。

❺輕輕拿捏風池10次。

❻用雙手大魚際按揉太陽穴30次。按揉時，旋轉方向均向前。

❼以率谷為重點輕揉頭側面左右各30遍。

拔罐療法

【方一】

　　取穴：大椎、關元、足三里、三陰交、血海、氣海、膈俞、脾俞、腎俞。

　　方法：採用閃罐、留罐和走罐法。取大椎、關元兩穴用閃罐法，反覆吸拔十餘次；取足三里、三陰交、血海、氣海4穴用坐罐法，留罐10分鐘左右；取膈俞、脾俞、腎俞3穴，用走罐法，至局部出現暗紅色瘀斑為止。每日或隔日1次。

【方二】

　　取穴：①足三里、風門、膏肓；②大椎、腎俞、復溜；③合谷、命門、曲池；④膈俞、懸鐘、肝俞；⑤脾俞、陰陵泉、血海。

　　方法：採用針後拔罐法。上列5組穴方，交替使用，每取一組穴，針刺20分鐘，起針後拔罐、留罐15分鐘左右。每日1次，10次為1個療程，每個療程間隔7日。

●●● 貧血注意事項 ●●●

❶大致說來，貧血症所需要補充的，就是具有造血成分的物質。如維生素C、維生素B12、葉酸等。多數的貧血症患者往往有便祕的現象，所以蔬菜、水果、海藻類也要攝取，因為這類食物含鐵質、維生素、葉綠素，有促進造血的功用。

❷患有腦貧血的人，睡覺時應將頭部放低，經常飲用葡萄酒或濃茶也有助益。

❸如果存在慢性失血性疾病，如痔瘡出血、鉤蟲病、胃潰瘍出血、月經過多等，要及時治療。

❹進補前要注意調整腸胃消化吸收功能。

❺平常用鐵鍋燒菜煮粥，對防治缺鐵性貧血十分有效。

❻患者若大量進食鐵劑或含鐵食品，可引起鐵質累積中毒，甚至肝硬化，因此缺鐵性貧血患者在補鐵時應適可而止。

❼久治不癒的貧血或重度貧血者，應進行骨髓檢查，尋找病因。

三、血栓閉塞性脈管炎

血栓閉塞性脈管炎是臨床常見的周圍血管慢性疾病，主要累及四肢的中、小動靜脈，以血管全層節段性非化膿性炎症伴有血栓形成和管腔阻塞為病變特點，青年男性多見，與吸菸、寒冷、外傷等

因素有較密切的關係。

　　臨床分為三期：①局部缺血期，主要表現為間歇性跛行，遊走性血栓性靜脈炎，足背動脈或脛後動脈搏動減弱；②營養障礙期，表現為持續性靜息痛，夜間加劇，患肢皮膚乾燥，肌肉萎縮，趾甲增厚變形，足背動脈及脛後動脈搏動消失；③組織壞死期，嚴重的靜息痛，患趾端發黑、潰瘍或壞疽，可出現繼發感染。

　　動脈造影檢查可明確動脈阻塞的部位、性質、程度、範圍及側支循環的建立情況。此病屬於中醫「脫疽」範圍。

中醫方劑

❶補氣通脈湯

【組成】黃耆60克，當歸、紅藤、元參各30克，穿山甲、水蛭、乳香、沒藥各9克，蘆蟲、虻蟲各6克，皂角刺、黨參各15克，牛膝9克。

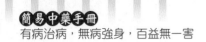

黃耆

【用法】水煎服，每日1劑，日服3次。

【功用】破血逐瘀，益氣養血，清熱解毒。

【方解】方用穿山甲、蘆蟲、水蛭、虻蟲，紅藤、乳香、沒藥破血逐瘀以通脈；助以黨參、黃耆、當歸大補氣血，增加其破瘀之力；皂角刺、牛膝引諸藥直達病所；金銀花、元參清熱解毒。本方以逐瘀通脈為主，瘀散脈通則氣行，俾血脈流通，即可獲效。大補氣血以增破瘀之力，且可扶正祛邪，瘀滯久鬱化熱，或外感邪毒，復以清熱解毒之品以清之，脈暢熱清，則病自癒。

黨蔘

【加減】若患肢涼，加麻黃5克，桂枝15克，鹿角膠10克，直通陽

氣。如慮其發散太過，可加熟地30克以監製之。

❷消炎通脈合劑

【組成】玄參20～25克，金銀花30～45克（或
忍冬藤45～60克，當歸20～25克，赤芍15克，
桃仁12克，紅花10克），牛膝15克，防己9～
12克，絡石藤15～18克，威靈仙12克，甘草12
克。

【用法】水煎服。

【功用】清熱解毒，活血通脈。主治血栓閉塞
性脈管炎。

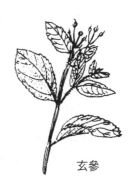

玄參

【加減】若局部疼痛灼熱明顯者，加連翹；疼痛較甚者，加乳香、
沒藥、延胡索；血瘀明顯者，加土鱉蟲；下肢腫脹明顯者，加澤
蘭；兼脾腎虛者，加黃耆、桑寄生；偏陰虛者，加生地黃、石斛。

民間偏方

【方一】

土蜂房適量。煆研細末，以醋調搽。同時用薏米90克，茯苓60
克，桂心3克，白朮30克，車前子15克，水煎服，連服10劑。

用露蜂房一個燒灰研細，加香油一杯調勻，用雞翎毛蘸塗。治
腳趾生瘡，逐節脫落。

【方二】

紅花100克，75％乙醇（酒精）500CC。共置於密封玻璃容器
內浸泡7天以上。用時以棉花棒蘸藥塗患處，每日3次。治療28例，
均痊癒。一般2～5日見效。

【方三】

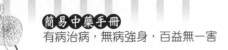
玄參90克，當歸60克，金錢花90克，甘草30克。以4大碗水煎至1碗，傾出藥汁留渣，再用1大碗水煎至半碗後，和前1碗混合，分2次服，早、晚各服1次。

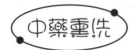

【方一】

桂枝、制附片、伸筋草、苦參各15克，煎水取汁，趁熱浸洗患肢，每日2次，10天為1療程。

適用於脈管炎，患肢怕冷，皮色蒼白，麻木疼痛，走路多時疼痛明顯加重者。

【方二】

紫花地丁、連翹、蚤休各30克，赤芍15克，生甘草9克。加水煎湯，待溫度適宜時，熏洗患肢，每次30分鐘，每日1～2次，15日為1療程。

適用於脈管炎，患肢潰爛，浸潤蔓延，疼痛劇烈者。

針灸療法

【方一】

取穴：血海、陰陵泉、三陰交、足三里、上巨虛、下巨虛、太溪、行間。

方法：局部常規消毒後，取1～1.5寸長的毫針，快速刺入，行提插捻轉手法，留針並將艾條一端點燃，倒插在針柄上，使其自然燃燒，經10～20分鐘艾條燒盡，待火滅灰涼，將針取出。每日1次，10次為1個療程。

【方二】

取穴：足三里、上巨虛、條口、飛揚、解溪、崑崙。

　　方法：局部常規消毒後，取1～1.5寸長的毫針直刺，捻轉得氣後留針20分鐘。每隔5分鐘行針1次。行中刺激，用瀉法或平補平瀉法。每日1次，10次為1個療程。也可改用梅花針叩刺，每穴叩刺30～50次，效果亦佳。

●●● 血栓閉塞性脈管炎注意事項 ●●●

❶需戒菸，菸鹼可直接損傷血管，並能引起血管痙攣，可能與本病的發生有關。

❷防寒、防潮及保暖，患者應穿寬鬆、乾燥、溫暖的衣服及鞋襪。

❸防止患處碰撞或外傷，修剪趾（指）甲時，不要損傷周圍組織。

❹注意足部運動鍛鍊，練習方法：病人平臥，患肢抬高，維持2分鐘，然後下垂床邊5分鐘，再將患肢平放2分鐘，反覆練習5次。可以促進患肢側支循環。

四、痔瘡

　　痔瘡又稱痔，是肛門直腸下端和肛管皮下的靜脈叢發生擴張所形成的一個或多個柔軟的靜脈團的一種慢性疾病。

　　這種靜脈團俗稱痔核，按其所在部位不同分為內痔、外痔、混合痔三種，中醫一般通稱為痔瘡。多因濕熱內積、久坐久立、飲食

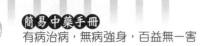
辛辣，或臨產用力、大便祕結等導致濁氣瘀血流注肛門而患病。內痔的臨床特徵以便血為主；外痔則以墜脹疼痛、有異物感為主症。

在患痔的過程中，皆因大便燥結，擦破痔核，或用力排便，或負重迸氣，使血液壅住肛門，引起便血或血栓。痔核經常出血，血液日漸虧損，可以導致血虛。

如因痔核黏膜破損，感染濕熱毒邪，則局部可發生腫痛。痔核日漸增大，堵塞肛門，在排便時可脫於肛外。患痔日久者，因年老體弱，肛門鬆弛，氣虛不能升提，痔核尤易脫出，且不易自行回復，需用手將它推回。有時也會因不能縮回而發炎腫脹和發紫，引起肛門部劇痛。

中醫方劑

❶ 治痔湯

【組成】蒲公英、黃柏、丹皮、土茯苓各30克，桃仁20克，白芷15克。

【用法】加水約3000CC，煮沸後過濾去渣，將藥液倒入盆，趁熱先熏後洗，每次20分鐘，每日2～3次，每日1劑。

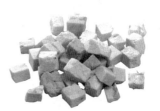

土茯苓

【功用】清熱解毒，除濕消腫，涼血散瘀。

【方解】方中蒲公英，性味苦甘寒，功能清熱解毒，消腫散結。黃柏，性味苦寒，功能清熱燥濕，瀉火解毒。丹皮，性味苦辛微寒，功能清熱涼血、活血散瘀。土茯苓，性味甘淡平，功能解毒除濕，通利關節；外用能治濕熱瘡毒。桃仁，性味苦甘平，功能活

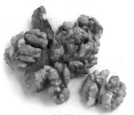

核桃

血祛瘀。白芷，性味辛溫，功能燥濕排膿、消腫止痛。諸藥合用能清熱消腫，止痛散瘀。

❷槐花散

【組成】槐花（炒）、側柏葉、荊芥穗、枳殼（炒）各等份。

【用法】共研末，每次6克，開水沖服，也可水煎作湯劑，用量按原方比例酌減，每日1劑。

【功用】清腸止血，疏風行氣。

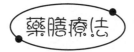

槐花

【方解】槐花，性味苦微寒，功能涼血止血，清肝火；能治血熱出血證，為本方主藥。側柏葉，性味苦澀微寒，助槐花涼血止血。荊芥穗，性味辛微溫，善於疏風理血，與側柏葉共為輔藥。枳殼，性味苦辛微寒，能行氣寬中除脹。各藥合用，既涼血止血，又疏腸中之風。

◆◆◆◆ 民間偏方 ◆◆◆◆

【方一】

馬齒莧250克，洗淨，用涼開水沖一下，再打汁服用。如果是原汁則每天睡前喝1碗；如果是加水打成的汁則需要服1碗半。對於痔瘡嚴重者，服原汁大約半天即可止痛、消腫，連續服1星期可癒八成，爾後改用馬齒莧燉豬大腸繼續服1星期，可基本痊癒。燉的方法是每次用250克馬齒莧燉1截豬大腸頭，每日1劑。

【方二】

將新鮮韭菜100～200克，洗淨切段後放入盆內，用開水沖泡成湯，坐在上面先熏後洗，擦乾後塗上消炎膏，如此3～5次即見效。如無韭菜可用韭菜籽50克代用。

藥膳療法

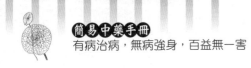

❶ 白芨大蒜燉烏鯉魚

【原料】白芨15克，大蒜3顆，烏鯉魚250克。

【製作】將魚去鱗、鰓及內臟，大蒜去皮，再將魚、大蒜及白芨同放入鍋內，加水燉煮服食。每日1劑，連用數日。

【功效】適用於濕熱型痔瘡。症見肛門墜脹灼痛、便血、大便乾結，或有炎性潰瘍，行走、咳嗽、勞累時加劇。

❷ 香蕉粥

【原料】香蕉100克，空心菜100克，白米100克，鹽或白糖適量。

【製作】空心菜洗淨，取嫩尖，香蕉去皮，白米淘洗乾淨，大火煮至八分熟時，放入空心菜、香蕉泥，加鹽或白糖，同煮為粥。每週3次，早晚食用。

【功效】潤腸通便、清熱解毒、生津潤燥；適用於痔瘡伴大便祕結出血者食用。

拔罐療法

【方一】

取穴：長強、腰俞，或配二白穴。

方法：用刺絡拔罐法。長強、腰俞用三棱針快速點刺放血2～3滴，血止後拔罐，留罐15～20分鐘，或同時針刺二白穴。隔日1次，5次為1個療程。

【方二】

取穴：大腸俞、氣海俞、委中、承山。

方法：採用單純拔罐法，或刺絡拔罐法，留罐15～20分鐘。每日或隔日1次，5次為1個療程。

【方三】

取穴：骶部脈絡、秩邊、會陽，或配飛揚、承山。

方法：採用刺絡拔罐法。每次取2～3個穴位，交替使用。先用

三棱針點刺出血，再拔罐，留罐20分鐘。每日或隔日治療1次，5次為1個療程。

針灸療法

【方一】

　　取穴：足三里、承山、飛揚、三陰交、太白、隱白。濕熱偏重者加陰陵泉；便祕者加上巨虛。

　　方法：局部常規消毒後，取1～1.5寸長的毫針直刺，捻轉得氣後留針30分鐘，每隔5～10分鐘行針1次。行強刺激，用瀉法。每日1次，10次為1個療程。

【方二】

　　取穴：足三里、三陰交、下巨虛、陷谷、太沖。

　　方法：每次取2～3個穴位，交替使用。局部常規消毒後，取1～1.5寸長的毫針直刺，用提插捻轉瀉法，得氣後留針30分鐘，每隔10分鐘行針1次。每日1次，10次為1個療程。

【方三】

　　取穴：足太陰、肛門穴。

　　方法：局部常規消毒後，取1寸長的毫針直刺，捻轉得氣後留針30分鐘，每隔10分鐘行針1次。行強刺激、用瀉法。每日1次，10次為1個療程。

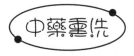

中藥薰洗

【方一】

　　苦參30克，煎湯薰洗。適用於肛周紅腫疼痛者。

【方二】

　　五倍子、朴硝、桑寄生、蓮房、荊芥各30克。水煎薰洗，每日

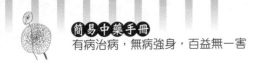

1次。

　　適用於內痔脫出不納，肛門墜脹疼痛者。

【方三】

　　石榴、皮硝各15克，五倍子、地骨皮、烏梅、槐花各3克。共煎湯熏洗，每日1次。

　　治療痔瘡並有瘻管者。

● ● ● 痔瘡注意事項 ● ● ●

❶得了痔瘡以後，切忌以手抓癢，以免損害靜脈管壁。大便前可先潤滑肛門，如以凡士林塗肛門內1.5公分處。

❷發生直腸脫垂時不要緊張，可將肛門內膜向外突出物以手推回肛門內，避免演變成血塊。

❸多吃蔬菜和水果，保持大便通暢。

❹熱水坐浴可促進局部血液循環，預防痔瘡的發生。

五、類風濕性關節炎

　　類風濕性關節炎又稱風濕樣關節炎，是一種病因未明、以關節滑膜炎為特徵的慢性全身性免疫性疾病。

　　寒冷、潮濕、感染、外傷、營養不良、精神刺激等可能為本病的誘發因素。臨床表現：多起病緩慢，可有疲倦、低熱等前驅症狀，隨之四肢小關節遊走性疼痛、僵硬，以後累及腕、肘、膝、

踝、肩等大關節，呈對稱性多關節炎。關節常呈梭形腫大，有運動痛和僵硬感，晨起為甚。反覆發作與緩解，後期出現關節強硬、畸形，鄰近肌肉萎縮。

　　少數患者在腕、踝等關節隆突部有橡皮樣硬度的皮下小結。亦可有淋巴結、脾臟腫大及角膜炎、鞏膜炎、周圍神經病變、胸膜炎、心包炎等。特殊類型有強直性脊柱炎，病變主要累及脊椎使之強直、畸形，小關節極少受累。本病屬於中醫學中的「痹症」範疇。

中醫方劑

❶川烏石膏湯

【組成】川烏、石膏各15克，桂枝5克，知母、黃柏、生地、蒼朮、秦艽、威靈仙、赤芍、川芎各10克。

【用法】每日1劑，水煎2次，早晚分服。

【功用】散外寒，清裡熱，活血通絡。

【方解】方中川烏驅逐外寒，以解內熱被鬱之勢；石膏清解裡熱，以除寒熱互結之機；桂枝、威靈仙、蒼朮、秦艽疏風散寒燥濕以助川烏疏散之力；生地、知母、黃柏清熱涼血以資石膏內清之功；赤芍、川芎活血通絡，使外邪解，血脈和，內熱清，諸症自癒。

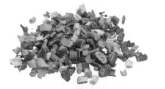

桂枝

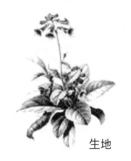

生地

❷痹痛散

【組成】蘄蛇肉、露蜂房、炙地鱉蟲各30克，地龍乾3克，晚蠶砂60克，蜈蚣2條。

【用法】上藥共研細粉，每日3次餐後吞服，每次服1.5克。

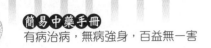

【功用】搜邪舒絡，活血止痛。

【方解】本方由蟲蛇類藥物組成，均具有祛風燥濕，通絡除痺，活血化瘀，舒筋活絡，消腫定痛等作用。對類風濕性關節炎中後期邪入較深之症，如關節腫痛僵硬，活動受限，甚至佝僂畸形等，臨床用之屢有良效。也可配合使用白僵蠶、陳膽星等化痰散結逐瘀之品更具逐瘀化痰，搜邪舒絡之功效。本方為治標治實之劑。

❸黃耆白朮湯

【組成】炙甘草10克，生黃耆15～30克，白朮、桂枝、制川烏、防己各15克，桑枝30克，白芍、當歸、莪朮各12克。

【用法】將上藥水煎，分2次服，每日1劑，連服3個月後，隔日服1劑，再服3個月。此後，以本方製成丸藥，繼續服6個月，以鞏固療效。全療程為1年。

【加減】若屬熱勝型，加生石膏、土茯苓各30克；若屬寒勝型，桂枝可用至20克，加用細辛3～6克；若氣血虧虛者，再加用黨參15～30克，首烏15克。

【臨床報導】用此方治療類風濕性關節炎患者45例，緩解（關節腫痛消失，功能基本恢復，血沉、黏蛋白恢復正常）11例，顯效15例，好轉16例，無效3例，遠期療效（2年後）隨訪21例，其中緩解10例，顯效9例，無效2例。

民間偏方

【方一】

大麻仁500克，水中淘洗，選取其沉水者，晒乾，慢火炒至香熟，研極細，浸泡於適量黃酒中，酒須高於藥約3～6公分，然後加溫振搖，7日後，再行過濾，去麻子殼渣，即成大麻仁酒，每次服1小杯，1日2～3次，有酒量的人，可適量任飲，以微醉為準。

【方二】

　　麻黃、牛蒡子各12克，雌烏雞1隻。將烏雞捏死或吊死，勿見鐵器，去毛及內臟，洗淨，放入砂鍋或鋁鍋內，加水淹住雞為準。用紗布將麻黃、牛蒡子包裹，同時放入鍋內燉煮，可加少量食鹽調味，勿加別的調味品，以肉熟爛為準，取出麻黃、牛蒡子，食烏雞肉喝湯各半碗約500CC，早晚各服1次。

針灸療法

【方一】

　　取穴：足十縫、八風、沖谷、丘墟、透照海、公孫。

　　方法：局部常規消毒後，取1～1.5寸長的毫針直刺，其中丘墟、透照海、足十縫、八風點刺出血。捻轉至得氣後留針30分鐘，每隔5～10分鐘行針1次，行中強度刺激，用瀉法。諸證減輕後，照上方以八風、沖谷、丘墟加溫針灸。每日或隔日1次，10次為1個療程。

【方二】

　　取穴：①公孫、解溪、八風、太沖、束骨。②崑崙、八風、沖谷、厲兌。

　　方法：上列2方，隨證選用。局部常規消毒後，取1寸長的毫針直刺，捻轉至得氣後留針20分鐘，每隔5分鐘行針1次。行中刺激，用瀉法。每日或隔日1次，半個月為1個療程。

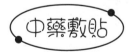
中藥敷貼

【方一】

　　烏頭（生用不去皮）、木鱉子（去殼）、白芥子、鱉甲各30克，杏仁（生用）40克。共研粗末，加水3000CC，煎3沸去渣，趁

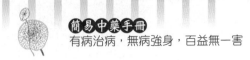

熱淋洗患處，冷後再加熱用毛巾蘸藥液熱敷患處。

治療類風濕性關節炎，筋骨疼痛，局部不紅，但腫脹明顯。

【方二】

生地、金銀花、紫花地丁各15克，丹皮、赤芍、木通、黃柏、絲瓜絡各9克。水煎取汁，趁熱浸泡患處。每次泡15～30分鐘，每日2～3次。

治療類風濕關節炎急性期，小關節腫脹疼痛，或有紅腫，血沉明顯增快。

●●● 類風濕性關節炎注意事項 ●●●

❶注意防寒防潮，避開潮濕寒冷的工作或生活環境，這是防止類風濕性關節炎發生或發展的重要措施之一。

❷加強體質鍛鍊，經常活動患病關節，促進關節功能的康復。

❸關節紅腫熱痛明顯，或伴有發熱時，應到醫院就診。

六、風濕性關節炎

風濕熱侵犯關節引起的炎症稱風濕性關節炎，是一種反覆發作的全身膠原組織病變，常發生於寒冷潮濕地區，好發於冬春兩季，女性多於男性，臨床主要表現為多發性、遊走性大關節炎，並有對稱性的特點，局部有紅、腫、痛、熱，關節腔可有積液，關節在炎

症消退後，功能可完全恢復正常，不遺留畸形。

中醫認為本病多因衛氣不同，以致風寒、濕邪乘機侵入，經絡閉阻而致。

中醫方劑

❶加減白虎桑桂湯

【組成】生石膏、忍冬藤、桑枝各30克，知母、黃柏、蒼朮各10克，生甘草3克，桂枝3～10克，防己12克，薏米15克。

【用法】每日1劑，水煎兩次溫服。

【功用】清熱疏風，祛濕通絡。

【方解】生石膏、知母清熱；桂枝散風和營；蒼朮、黃柏、防己、薏米祛濕清熱；忍冬藤、桑枝通絡止痛；甘草和中解毒。上肢重者用桂枝10克，下肢重者加牛膝、地龍、威靈仙各10克。

❷養血祛風湯

【組成】川芎、當歸、酒白芍、秦艽、陳皮、松節各10克，防風、桂枝、羌活、獨活各5克。

【用法】每日1劑，水煎2次溫服。

【功用】養血祛風，散寒燥濕。

【方解】川芎、當歸、白芍養血柔筋；防風、秦艽祛風止痛；羌活、獨活、桂皮散寒祛風濕；陳皮行氣燥濕；松節舒筋專治關節痠痛。

【加減】如關節疼痛劇烈，痛有定處，遇寒痛重者，為寒痹，加制烏頭10克，麻黃、甘草各5克，烏頭、麻黃溫經通陽，散寒止痛，甘草和中解毒。如肢體關節疼痛沉重或麻木，痛有定處，發作緩慢或局部腫脹為著痹，加蒼朮、白朮、茯苓各10克，補脾滲濕，燥濕消腫。如關節痛腫，刺痛不移，皮色不鮮為血瘀氣滯，加桃仁、紅花、香附、地龍各10克，活血化瘀，通經止痛。

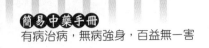

民間偏方

【方一】

　　草烏、乳香、沒藥、白芥子、巴豆、威靈仙、黃耆、防風、秦艽、肉桂各等份，用食用油加樟丹煎製成膏。用前先用熱薑湯將患部搽洗發紅後，擦乾，將藥膏化開，貼於患處，每張貼15～20天。

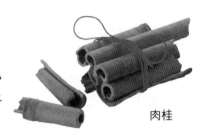

肉桂

【方二】

　　桑椹子500克，浸在1500克高粱酒中，置於瓷罐或玻璃瓶內，加封。約1個月，即可取出飲服。除治風濕關節痛外，也能治療四肢麻木和局部性疼痛。老年人可加木瓜、五加皮同浸，效力更好。

【方三】

　　晒乾桑根、乾艾葉各10～15克（或鮮品桑枝40克，艾草50～70克）以500CC的水煎至剩300CC為止，分為3等份，每餐後服1次。持續服用，1個月就會減輕痛楚。

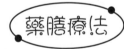

藥膳療法

❶雪鳳鹿筋湯

【原料】乾鹿筋20～30克，雪蓮花3克，蘑菇片50克，雞腳200克，火腿25克，紹興酒10克，高湯、生薑、蔥白、鹽、雞精粉各適量。

【製作】將鹿筋洗淨，待發漲後（約2天），修淨筋膜，切成條塊下鍋，加入薑片、蔥節、紹興酒和水，煮透取出，除去蔥、薑，放入罈子內；雞腳用開水燙透，脫去黃皮，斬去爪尖，拆去大骨，洗淨，放入罈內；雪蓮花洗淨後，用紗布袋鬆裝，亦放入罈內，上面

放火腿片、蘑菇片，加入高湯、紹興酒、生薑、蔥白，上籠蒸至鹿筋熟軟時取出（約2小時），潷出原湯，湯中加入雞精粉、食鹽，攪勻後倒入罈子內，再蒸30分鐘。

【功效】補肝腎，強筋骨，除寒濕。適用於風濕性關節炎、關節疼痛等症。

熱熨療法

食鹽500克，小茴香120克，共放鍋內炒熱，取出一半用紗布包好熨燙患病關節，涼了再換另一半，再炒，如此反覆更換熨燙數日，每天2次。

●●● 風濕性關節炎注意事項 ●●●

❶病人要注意保暖，避免著涼後發生上呼吸道感染而加重病情。患病關節要防寒防潮，可用護膝等加以保護。

❷急性期，不宜吃牛肉、羊肉、蝦、蟹等溫性食品，緩解期不宜吃豆腐、苦瓜等涼性食物。

❸急性期患者，發熱、多汗，應多飲水，勤換衣，勤洗澡，保持身體乾燥。

❹病情嚴重，關節疼痛劇烈，發燒持續不退，咽喉腫痛或心律不整時，應到醫院就診。

❺本病久治不癒，可影響心臟瓣膜，導致風濕性心臟病，可參照有關內容治療。

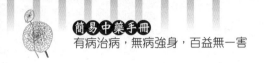
七、落枕

落枕又稱為「失枕、歪脖子、失頸、強項」等，指在睡前無任何症狀，而睡眠後出現急性的頸部肌肉痙攣、強直、痠脹、疼痛及轉頭失靈等。

現代醫學認為這種病症的發生多由於體質虛弱，勞累過度，睡眠時枕頭高低不適，躺臥姿勢不良等因素，使一側頸部肌肉在較長時間內處於過度伸展的緊張狀態，以致發生痙攣而起病。輕者4～5天自癒，重者疼痛嚴重可向頭部及上肢放射，可延至數週不癒。

一般落枕多為單純性的肌肉痙攣，如成年人經常發作，常常是頸椎病的前兆。

按摩治療落枕常常手到病除。

按摩療法

【按摩穴位】

頭部的風池、風府，背部的肩井、天宗，上肢的曲池、合谷、後溪，下肢的血海、承山等穴。

【按摩手法】

❶用拇指指端按揉合谷、曲池、後溪、天宗各20～30次，同時慢慢左右轉動頭部。

❷在患側頸項及肩部用滾法操作5分鐘，配合頭部前屈、後伸及左右旋轉活動。

❸用拿法提拿頸項和肩背緊張的肌肉，使之放鬆，反覆操作3分鐘。

❹按拿風池、風府、天宗、肩井穴各10～20次。

❺點按血海、承山穴各10～20次，用力由輕到重，邊點按邊運動頸部。

❻兩手從頸後側分別插入，雙手拇指達到風池穴，食指、中指略分開，托住下頜骨，穩力向上端提，並做左右旋轉3～5次。

針灸療法

【方一】

取穴：申脈（取患側）。

方法：局部常規消毒後，取患側申脈穴、針刺2～5分深，強刺激、緊捻轉，針感先傳至足小趾端，略提針使針感向下傳導，約5分鐘捻轉1次，留針15～20分鐘。配合按摩局部。

【方二】

取穴：①太沖、崑崙、落枕。②申脈、太沖、落枕。

方法：上列二方可隨證選用。局部常規消毒後，取1寸長的毫針直刺，捻轉得氣後，留針20分鐘，每隔5分鐘行針1次。行中強度刺激、用瀉法。每日1次，中病即止。

【方三】

取穴：下巨虛、申脈、落枕（均取患側穴）。

方法：局部常規消毒後，取1～1.5寸長的毫針直刺，捻轉得氣後留針15～30分鐘，每隔5～10分鐘行針1～2分鐘。行中刺激，用瀉法。寒證針刺後加溫灸。每日1次，中病即止。

●●● 落枕注意事項※ ●●●

❶不宜長時間低頭工作。

❷睡眠時，枕頭應高低適宜，軟硬適中。

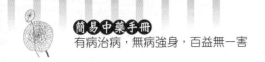
八、頸椎病

　　頸椎病是一種頸椎椎間盤變性退化，頸椎骨質增生引起的綜合症，該病由頸椎管先天狹窄，即可壓迫周圍的脊髓、神經根、血管等，而形成頸椎病。

　　以外傷、咽喉炎、勞損及姿勢異常為其誘因。發病時常伴有頭頸肩部疼痛、上肢麻本、肌肉無力、眩暈、猛然昏倒，壓迫交感神經可產生頭暈、眼花、耳鳴、心律不整、步履蹣跚、汗出異常，壓迫食道可引起吞嚥困難等症狀。本病患者多為老年人。

中醫方劑

❶川參舒絡湯

【組成】川芎30克，丹參、葛根各25克，澤瀉、仙靈脾各20克，何首烏、僵蠶、黃耆、當歸、制乳香各10克，全蠍、炙甘草各6克。

【用法】每日1劑，分2次水煎服。10日為1個療程，一般2～3個療程。

【功用】補腎固本，益氣活血，化痰通絡。

【方解】葛根、甘草等均有消炎解痙，增加腦血流量，緩解動脈及肌肉痙攣，改善腦循環，促進頸椎椎間孔周圍關節滑膜炎性水腫消退的作用；川芎、丹參等也均有擴張血管和改善血液循環、消炎、促進再生修復等作用。

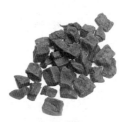

何首烏

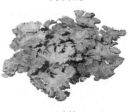

川芎

❷活血通頸湯

【組成】紅花、丹參、白芷、川芎各10克，羌活、僵蠶各15克，葛

根、延胡索各16克，桂枝9克，當歸12克，白芍20克，甘草6克。

【用法】每日1劑，水煎分2次口服，15日為1個療程。

【功用】行氣活血，解痙通絡。

【加減】上肢麻木加桑枝15克；眩暈加天麻10克；視物障礙加菊花15克；頭痛或偏頭痛加全蠍6克；心動過速者去桂枝加生地10克，珍珠母15克；心動過緩者加黨參15克，麥門冬10克。

❸益氣升提湯

【組成】雞血藤、黃耆、地龍各20克，當歸、川芎、枳殼、柴胡各10克，白芍12克，黨參15克，葛根30克。

【用法】水煎服，每日1劑，分早、晚2次服用，15日為1個療程。連用1～3個療程，隨訪6個月。

【功用】升陽益氣，活血通脈，解痙通竅。

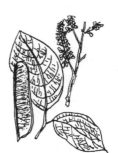

雞血藤

【方解】中藥當歸、川芎等可增加微血管數目，緩解管道痙攣，減輕紅血球凝集，恢復動靜脈比例，降低全血黏度及纖維蛋白原，擴張微血管，加快血流速度，增加血流量，抑制去甲腎上腺素對血管的收縮作用。這給益氣升提湯取得良好臨床療效提供了理論依據。

民間偏方

【方一】

　　患者取正坐位，醫者站在患者身後用雙手拇指指腹交替在頸部兩側從上到下做迴旋的揉捻，其用力要均勻深入，以患者能夠接受為宜。不要在皮膚上來回撮動，要使揉捻之力達到肌肉深部。在操作時，速度不要太快，在壓痛點部位可作為重點揉捻區，可持續3～5分鐘。

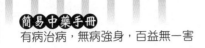

【方二】

下面是兩種古代流傳的頸椎病自我保健方法：

鳳點頭：閉上眼睛，身體不動，用頭在空中書寫繁體「鳳」字，7～8遍。因鳳字繁體筆劃複雜，可使頸椎各環節都得到活動。

鶴吸水：身體不動，下頦抬起，抖動前伸，同樣7～8遍，自感有頸椎關節鬆動響聲。

按摩療法

【按摩穴位】

頸部的風池、風府、天柱、翳風，肩部的大椎、肩中俞、肩井，背部的天宗，上肢的曲池、合谷、後溪，腋下的極泉，足部的內尾骨、外尾骨、肩、頸椎、腰椎、胸椎等反射區和足部的崑崙、懸鐘等穴。

【按摩手法】

❶按揉天柱、風池、風府、百勞、安眠、翳風各穴位30～50次，力道輕緩平穩，以痠脹為宜。

❷按壓肩部的肩井、大椎、肩中俞穴各30～50次，力道適中。

❸掐按肘部的曲池，腋下的極泉，手部的合谷、後溪和足部的懸鐘、崑崙各穴位30～50次，力道稍重，以痠痛為佳。

❹推壓足部的頸椎、腰椎、肩、胸椎、骶骨及內外尾骨各反射區50次，力道適中，平穩，以有脹痛感為宜。

針灸療法

【方一】

取穴：然谷、太溪、太沖、內庭。

方法：局部常規消毒後，取1寸長的毫針直刺，捻轉得氣後留

針30分鐘，每隔10分鐘行針1次。行中刺激，用平補平瀉法。每日1次，10次為1個療程。

【方二】

　　取穴：陰陽、華佗、太溪、太沖、崑崙、申脈。

　　方法：局部常規消毒後，取1～1.5寸長的毫針直刺，快速進針，行大幅度捻轉提插2～3分鐘，得氣後留針30分鐘，每隔10分鐘行針1次。實證行強刺激、用瀉法，本虛標實證行中刺激、用平補平瀉法，或在留針期間用溫針灸15～20分鐘；或針後加溫灸各10～15分鐘，每日1次，10次為1個療程。

【方三】

　　取穴：湧泉、足中平、定坤。

　　方法：局部常規消毒後，其中湧泉穴先針後隔附子片灸5壯，每壯如棗核大，並用附子末敷足中平；定坤穴先針後溫針灸，治療5次痊癒。

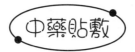

【方一】

　　三七10克，川芎、血竭、乳香、沒藥、薑黃、杜仲、天麻、白芷各15克，川椒5克，麝香2克。前10味藥共研細粉，放入150CC米酒微火煎成糊狀，或用米醋拌成糊狀，攤在紗布上，並將麝香撒在上面，敷於患處。乾後可將藥重新調成糊狀再用，每劑藥可連用3～5次，15次為1療程。適用於頸椎病，頭頸、肩背針刺樣疼痛，夜間尤甚，肢體麻木無力，舌質紫暗等症。

【方二】

　　伸筋草、透骨草、荊芥、防風、防己、附子、千年健、威靈仙、桂枝、路路通、秦艽、羌活、獨活、麻黃、紅花各30克。共研粗末，裝入長15公分、寬10公分的布袋內，每袋150克。使用時將

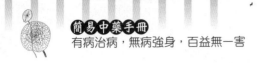

藥袋加水煎煮20～30分鐘，稍涼後將藥袋置於患處熱敷，每次30分鐘，1日1次，2個月為1療程。

適用於各種類型的頸椎病。

● ● ● 頸椎病注意事項 ● ● ●

❶睡覺時枕頭不宜太高，以使頸椎保持平直為準。

❷低頭看書和寫字不宜一次時間過長，不妨每隔半小時左右休息一會兒。

❸冬季寒冷容易加重頸椎病的病情，因此應注意頸部保暖。

❹手術治療。一部分患者經長期非手術治療無效，特別是脊髓型頸椎病，嚴重影響工作與生活者，應行手術治療，術中刮除病變增生的椎間盤，同時行自體植骨融合，手術效果是令人滿意的。

九、腰肌勞損

腰肌勞損是指腰部肌肉組織因疲勞過度發生炎性反應或退化性變而出現的慢性持續性或間歇性腰痛。常因外力經常、反覆、持續地牽拉、擠壓震蕩腰部，超過了人體肌肉的代償能力而引起。表現為持續性的腰疼，休息減輕，勞累加重，彎腰稍久，腰痛加劇。有時叩擊腰部時腰疼減輕，腰部有痛點。

中醫方劑

❶ 鹿茸牛膝丸

【組成】鹿茸2克，牛膝10克。

【用法】上藥用酒浸泡後，烘乾研為末，製密丸。空腹時用鹽水送服。

【功用】補腎填精，壯骨強筋。

【方解】方中鹿茸，性溫味甘鹹，功能壯腎陽，益精血，強筋骨，調沖任。牛膝，性平味苦甘酸，功能活血通絡，補肝腎，強筋骨，利水通淋，引火下行。二藥合用，共奏補腎壯骨之功。

❷ 腰痛三號驗方

【組成】川楝子、香附、青皮、陳皮、當歸、白芥子、制草烏各10克，元胡、丹參、桑寄生、狗脊各12克。

【用法】每日服1劑，水煎2次，早晚分服。

【功用】行氣止痛，活血袪瘀。

【方解】一切損傷的病理變化無不與氣血相關。故對此類腰痛，主張從氣血立論治之，提出宜氣血兼顧，以氣為主，以血為先的治療原則。方中用川楝子、香附、元胡、桃仁、丹參等活血化瘀，配以制草烏通暢太陽督脈陽氣，以助行氣活血，狗脊、桑寄生以固真氣之損。白芥子的運用，為其用藥之妙，因氣滯血瘀，腎氣不利，可能會引起津氣凝聚不暢，與氣血相互結滯，白芥子不但能夠通導行氣，更能開結宣滯，從而增強了治療效力。

民間偏方

【方一】

　　急性子40克，澤蘭20克，伸筋草、透骨草各15克，白芷、大

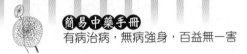
黃、五加皮、蘇木各10克。將諸藥裝入白布袋內，放鋁盆內加熱水15CC，然後邊加熱置於有孔床下。患者脫去衣服仰臥在有孔床上，腰背對準孔處，用被蓋好，蒸熏15～30分鐘。每日治療1次，7日為1療程。一般2～3個療程可見效。

【方二】

土鱉蟲3隻，上等肉桂2～3克。土鱉蟲焙黃以酥為準，研末。肉桂研末。2味藥混合為1次量，用白開水（黃酒更佳）吞服，每晚1次，連服7～15日。治腰肌損痛。

按摩療法

【按摩穴位】

背部的腎俞、大腸俞，下肢的委中、承山、崑崙、懸鐘、陽陵泉、湧泉，臀部的環跳等穴。

【按摩手法】

❶用滾法在腰背部按摩10分鐘。

❷按壓腎俞、大腸俞、環跳、委中各15次。

❸用拇指指端彈撥腰椎兩側的肌肉各8次左右。

❹用掌根按揉腰椎兩側的肌肉2分鐘。

❺拿捏陽陵泉、委中、懸鐘、崑崙、承山各10～20次。

❻按揉湧泉150次。

針灸療法

【方一】

取穴：①腰腿點、沖谷、中崑崙。②陰脈、陽蹺、泉生足。

方法：上列二方，任選一方。局部常規消毒後，取1寸長的毫針直刺，捻轉得氣後留針20分鐘，每隔5分鐘行針1次。行強刺激，

用瀉法；體弱者改用中刺激，用平補平瀉法，並針後加溫灸，各穴灸5～10分鐘。每日1劑，10次為1個療程。

拔罐療法

【方一】

　　取穴：分2組：①阿是穴、腰陽關、次髎、志室。②患側背部（腰 椎）膀胱經俞穴。

　　方法：兩組穴交替使用，每日1次。第1組穴用閃火法拔罐10～15分鐘，或用閃罐法，反覆閃拔3～5下，至皮膚潮紅為準。第2組穴用走罐法或排罐法，留罐10～15分鐘。

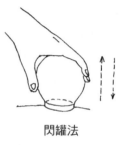

閃罐法

【方二】

　　取穴：分兩組：①腎俞、氣海俞、腰眼。②腰陽關、命門、阿是穴（壓痛點）。

　　方法：氣滯瘀阻型，用刺絡拔罐法，或針刺後拔罐法；寒濕、虛寒或腎虛型，用灸罐法，先撥罐10～15分鐘，起罐後加溫和灸5～10分鐘，或用藥罐法（常用金匱腎氣丸加杜仲15克，秦艽、透骨草各9克，水煎沸20分鐘，煮竹罐）。每次選用1組穴，交替使用，隔日1次，10次為1個療程。

●●● 腰肌勞損注意事項 ●●●

❶患者在工作中要注意盡可能變換姿勢，糾正習慣性姿勢不良。

❷晚上宜睡板床，白天以寬皮帶束腰。

❸患者還應加強腰肌鍛鍊，以增強腰肌力量，減少腰肌損傷。

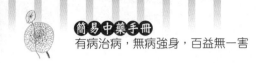

十、肩周炎

　　肩周炎是一種肩周圍關節軟組織的慢性退化性病變，又稱五十肩。多見於50歲左右的人，發病原因是因人到中年後，腎氣不足，氣血漸虧，加之早期勞累，肩部露外受涼，寒凝筋膜，機體新陳代謝功能減弱，各種組織出現退化性變化，肩關節功能性活動減弱等。

　　本病起病緩慢，患者常感肩部痠痛，不能持重物，初發1～2週後，疼痛漸增，肩關節外展、外旋功能開始受限。重症者肩臂肌肉萎縮，疼痛較重。常不能舉臂梳頭、穿衣和背手擦背，夜間尤甚。

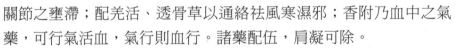

中醫方劑

❶ 肩凝湯

【組成】丹參、當歸、透骨草、生地各30克，桂枝、香附各15克，羌活18克。

【用法】水煎服，每日1劑，日服2次。

【功用】活血通絡，祛風解凝。

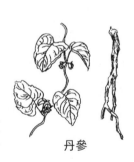

丹參

【方解】方中丹參、當歸、生地養血活血，散瘀止痛；桂枝上行肩臂，可舒筋脈之攣急，利關節之壅滯；配羌活、透骨草以通絡祛風寒濕邪；香附乃血中之氣藥，可行氣活血，氣行則血行。諸藥配伍，肩凝可除。

【加減】冷痛較劇者，加制川草烏各9克；熱痛者加忍冬藤、桑枝各60克；刺痛者加制乳香、制沒藥各6克；氣虛者加黃耆18克；頑固難癒者加蜈蚣、地龍各9克。

❷ 溫經通絡湯

【組成】制川烏、丹參、生香附、透骨草、延胡索各15克，桂枝、乾地龍、尋骨風、片薑黃各9克。

【用法】水煎服，每日1劑，日服2次。

【功用】溫經散寒，祛風濕，活血通絡止痛。

【方解】肩凝症，屬中醫痺證範疇。多因睡時露肩，或著地而臥，外感風、寒、濕三氣雜至所致。治宜溫經散寒，祛風除濕，活血通絡止痛。故方用制川烏溫經散寒、祛風濕，與痺證尤宜；配用桂枝溫經散寒，通絡止痛；丹參、延胡索活血化瘀，通絡止痛，且延胡索為血中氣藥，尤善治一身上下內外各種疼痛之證；乾地龍驅風通絡，活絡止痛；輔以生香附行氣通滯，又為氣中血藥，合延胡索其通滯止痛之力尤著；透骨草、尋骨風祛風濕，通絡止痛；片薑黃破血行氣，合桂枝橫通肢節，引諸藥直達病所。諸藥相伍，共奏溫經散寒祛風濕，活血通絡止痛之功。

民間偏方

【方一】

靠牆站立，用手按揉患側後肩部，抬起手臂，用手摸牆，由低逐漸增高。每次20下，每日3次。

【方二】

取立位，先用手按揉患側肩部，使局部肌肉放鬆，然後甩動手臂，先前後，後左右，甩動的幅度由小到大（與身體呈30～90度角），速度由慢到快（每分鐘30～80次）。每次1～3分鐘，每日3次。

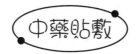

中藥貼敷

【方一】

川草烏各30克，千年健、鑽地風、乳香、沒藥各10克。水煎趁熱用熱毛巾熱敷局部。每日1～2次。

適用於肩周炎，而見肩關節疼痛劇烈，活動明顯受限，遇寒尤甚者。切忌內服。

【方二】

桑枝、虎杖各30克，蘇木、木瓜各15克。水煎趁熱用熱毛巾熱敷局部，每日1～2次。

適用於肩周炎，肩關節疼痛，活動明顯受限者。

拔罐療法

【方一】

取穴：肩髃、肩髎、天宗、肩貞。

方法：採用針刺後拔罐法。先用毫針刺入，得氣後留針5～10分鐘，出針後，再進行拔罐，留罐15～20分鐘。起罐後或加溫和灸5～10分鐘，隔日1次，5次為1個療程。

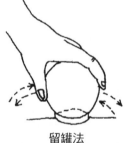

留罐法

【方二】

取穴：阿是穴（壓痛點）、肩髃、肩外俞、肩髎、肩貞。

方法：採用針刺後拔罐法。先用毫針刺入，留針10分鐘，出針後進行拔罐，留罐15～20分鐘。隔日1次，5次為1個療程。

按摩療法

【按摩穴位】

頸後的風池、天柱、風府，肩部的肩井、肩髃，背部的天宗，胸部的雲門、中府，上肢的曲池、合谷、後溪，腿部的血海等穴。

【按摩手法】

❶按揉風府、風池、天柱穴各30～50次，力道適中。

❷按壓肩井、肩髃、天宗各50次，力道以痠脹為宜。

❸揉按雲門、中府各50～100次，力道輕緩、平穩。

❹掐揉血海、曲池、合谷、後溪各30～50次，力道稍重，以脹痛為宜。

●●● 肩周炎注意事項 ●●●

❶患者應注意肩部保暖防寒，防止受涼受潮。

❷患者除一般治療外，必須保持肩關節練習。患者作內旋、外展、外旋、環轉上臂、後背手等功能鍛鍊，鍛鍊必須緩慢持久地進行，不可操之過急。要持續早晚反覆鍛鍊，才能有助於功能恢復。

❸肩周炎在急性或亞急性期應去醫院，請醫生指導治療。

十一、腰椎間盤突出症

腰椎間盤突出症是好發於青壯年、以腰腿痛為主要表現的病症，尤其是體力工作者較多見。

由於持續及強度較大的體力工作，體位需要隨時變換，腰背部肌肉較長時間處於緊張狀態，椎間盤受到擠壓、牽拉及扭轉的機會較多，容易引起脊椎內外的平衡失調，造成纖維破裂、髓核突出，

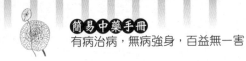

形成神經根、馬尾或脊髓的壓迫症狀。

疼痛可隨步行、彎腰、伸腰、坐起及咳嗽、噴嚏等加劇。嚴重者，影響坐臥翻身、站立，甚至出現步態跛行。疼痛的出現，可以呈持續狀，也可以呈間歇狀。

中醫方劑

❶獨活黨參湯

【組成】獨活、黨參、川斷、菟絲子、桂枝、仙茅、仙靈脾、狗脊、黑芝麻各12克，桑寄生、雞血藤、黃耆、青風藤各20克，白芍、甘草各10克。

【用法】每日1劑，水煎服。

【功用】益肝腎，祛風濕，壯筋骨、除痹痛。主治腰椎間盤突出症。

民間偏方

【方一】

兩腳分開約同肩寬，腳尖向外呈八字形，面向牆壁並使前身貼近牆壁，兩手臂伸開，用掌貼壁，慢慢往下蹲。注意下蹲時兩腳不要隨意移動，兩膝部逐漸向外分開，身體仍然貼著牆壁，蹲下後再慢慢站立起來，如此循環往復下蹲。在下蹲、站立過程中，胸、臉、膝、腳尖盡可能貼近牆壁。長期持續鍛鍊見效。曾有患者出現輕度的腰椎間盤突出，腰部也時常隱隱作痛。後按上述方法面壁下蹲鍛鍊，症狀漸漸消失。

【方二】

伸筋草、透骨草、路路通、當歸各20克，紅花、乳香、沒藥各

10克，獨活、白芷各15克。

　　將上藥研為粗粉，加適量米酒，以將上藥浸潮潤為準（約63克），縫入方形紗布袋內，上鍋蒸40分鐘，取出後熱敷於腰椎患處。為防藥冷，溫度降低可在藥上加蓋暖水袋以保持高度穩定，時間長久則效果更佳。

【方三】

　　木瓜、川芎、牛膝、威靈仙、五加皮各9克，烏藥、桂枝各15克，三椏苦、豹皮樟、過江龍、半楓荷、山大顏、絡石藤各30克，加水煎沸，利用蒸氣熏蒸腰部。每次20分鐘左右，每日1次。

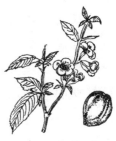

木瓜

按摩療法

【按摩穴位】

　　背部的腎俞、大腸俞，臀部的承扶、環跳，下肢的委中、承山、崑崙、陽陵泉、足三里、懸鐘、太沖等穴。

【按摩手法】

　　❶用滾法在腰部操作10分鐘左右。

　　❷用拇指指端彈撥腰椎兩側的肌肉各10～20次。用掌根按揉腰椎兩側的肌肉1～2分鐘。

　　❸按壓大腸俞、腎俞、承扶、環跳、委中各20～30次。

　　❹拿捏委中、陽陵泉、懸鐘、承山、崑崙、足三里、太沖各10～20次。

針灸療法

【方一】

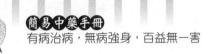
取穴：太沖、腰腿點、公孫、京骨。

方法：局部常規消毒後，取1寸長的毫針直刺，捻轉得氣後留針30分鐘，每隔5～10分鐘行針1次。行強刺激、用瀉法。每日1次，10次為1個療程。

【方二】

取穴：太溪、太鐘、水泉。

方法：局部常規消毒後，取1寸長的毫針直刺，捻轉得氣後留針30分鐘，每隔10分鐘行針1次，行中刺激，用平補平瀉法。或在留針期間，施以溫針灸、或艾條燻烤，也可在針後加溫灸。每日1次，10次為1個療程。

【方三】

取穴：湧泉、腰腿點、太溪、固精、足中平。

方法：局部常規消毒後，取1寸長的毫針直刺，捻轉得氣後留針30分鐘，每隔5～10分鐘行針1次。實證行強刺激，用瀉法；虛證行中刺激，用平補平瀉法。同時湧泉穴針後隔附子片灸5壯，每壯如棗核大。每日1次，10次為1個療程。

在臨床中，應配合按摩、牽引、藥物進行綜合治療，可以縮短療程，提高療效，促進早日康復。

●●● 腰椎間盤突出症注意事項 ●●●

❶腰椎間盤突出症的病因前提為椎間盤的退變和外傷，故預防重點在於避免椎間盤生理退變情況下的損傷，注意工作保護，改善工作姿勢，避免長久彎腰和過度負重，以免加速椎間盤的病變，注意加強腰背肌的功能鍛鍊，加強對椎間盤的保護。

❷腰椎間盤突出症患者，要注意臥硬板床休息，避免臥軟床，以減少椎間盤承受的壓力，緩解突出物對脊髓、神經根的刺

激和壓迫，以利局部炎症的吸收，並注意保暖，避免著涼和貪食生冷，加強腰背部的保護，佩戴護腰，並在醫生指導下進行功能鍛鍊。

❸病情較輕者經適當休息或按摩即可恢復。重症者，應去醫院請醫生手術治療。

十二、老年骨質疏鬆症

老年骨質疏鬆症是一種代謝性骨病，以骨普遍疏鬆為特徵，早期受累常在脊柱和骨盆，其次為四肢骨。

隨著年齡的增加，鈣的吸收有所下降，鈣的沉積逐漸減慢，因此步入中年之後，特別是婦女停經期後，男性在55歲後，由於性激素含量減低，另外活動減少，食欲下降，攝入營養物質不足及吸收不良，骨中的無機鹽物質逐漸減少，鈣出現負平衡，就會發生骨質疏鬆症。

中醫認為「腎主骨，生髓通於腦」，因此重視飲食的養補，給予充足的鈣和其他營養素，維持骨吸收和骨沉積的平衡。

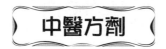

中醫方劑

❶杜仲枸杞飲

【組成】杜仲、補骨脂各20克，枸杞、地黃各15克，女貞子、菟絲子、茯苓、當歸、龜板、川斷、鹿角膠（另沖）各10克，黃耆、川

芎、牛膝各6克，紅棗6枚。

【用法】每日1劑，煎湯口服。連服10個月。

❷陳皮當歸湯

【組成】陳皮10克，川斷、麥飯石各15克，淫羊藿8克，黃耆25克，當歸5克，骨碎補、補骨脂各12克，炙甘草6克。

【用法】沖劑，每包15克。每日服3次，每次1包，12天為1療程。

【功用】補骨益氣、壯骨填髓、活血止痛。主治骨質疏鬆症。

民間偏方

【方一】

　　紅棗50克，花生米100克，紅砂糖50克。將紅棗用溫開水泡發，花生米入開水鍋中略煮一下，放冷，剝下紅皮。將泡發的紅棗和花生米皮衣同放在煮花生米的水中，再加適量冷水，用小火煮半小時左右，撈出花生米皮，加紅糖，待糖溶化後即成。代茶溫飲，每日1劑。

【方二】

　　魚翅、淮山藥各30克，蜜棗3枚，小火燉湯，每週2～3劑。未燉魚翅之前應將魚翅泡3～4小時，如有雞湯加入則效果更佳（待雞湯煮沸後加入魚翅）。

藥膳療法

❶杜仲牛骨湯

【原料】杜仲30克，骨碎補15克，牛骨500克，料理酒、蔥花、薑末、低納鹽、雞精粉、五香粉、麻油各適量。

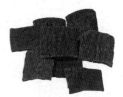

杜仲

【製作】先將杜仲、骨碎補分別洗淨，曬或烘乾，切碎或切成片，裝入紗布袋中，紮緊袋口備用。將新鮮牛骨洗淨，砸成小段或砸碎，與藥袋同放入砂鍋，加水適量，大火煮沸，淋入料理酒，改用小火煮一個半小時，取出藥袋，加蔥花、薑末、低鈉鹽、雞精粉、五香粉，再燒至沸，淋入麻油即可。

❷補腎壯陽粥

【原料】枸杞30克，羊腰子1副，肉蓯蓉15克，白米100克，鹽3克，生薑5克。

【製作】將羊腰削開，去筋膜，洗淨，切片。將白米淘洗乾淨，與肉蓯蓉同放入鍋中，加生薑，加水適量，大火煮沸，改小火煎煮，七分熟時加羊腰子、枸杞煮至肉熟米爛。加入鹽調勻即可食用。

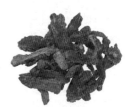

肉蓯蓉

【功效】溫腎、助陽、養血、壯骨。用於腎陽虛型骨質疏鬆症的輔助治療。

按摩療法

【按摩穴位】

背部的肩井、肺俞、心俞、肝俞、脾俞、腎俞，腹部的關元，上肢的曲池、內關、合谷，下肢的太沖、足三里、上巨虛、下巨虛、三陰交、太溪、湧泉等穴。

【按摩手法】

❶按揉關元5～10分鐘。

❷點按心俞、肺俞、脾俞、肝俞、腎俞各50～100次。

❸拿捏合谷、關元、曲池、內關、風池、肩井、太溪、足三里、太沖、下巨虛、上巨虛、三陰交各5～10次。

❹擦湧泉100～200次。

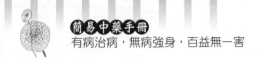

針灸療法

【方一】

取穴：足三里、三陰交、懸鐘。

方法：局部常規消毒後，取1～1.5寸毫針直刺，快速進針，行提插捻轉補法，得氣後留針並將艾條一端點燃，在距皮膚3公分左右的地方燻烤，使局部溫熱而無灼痛感，經30分鐘艾條燒盡，將針取出。每日1次，30天為1個療程。

【方二】

取穴：足三里、湧泉、固精、三陰交。

方法：局部常規消毒後，取1～1.5寸長的毫針直刺，用小幅度捻轉得氣後留針30分鐘，每隔10分鐘行針1次。行輕刺激，用補法。針後加艾條溫和灸各10～15分鐘。每日或隔日1次，15次為1個療程。

●●● 老年骨質疏鬆症注意事項 ●●●

❶骨質疏鬆症一般不易併發急症，但是骨質疏鬆發展到一定程度，容易引起骨折，一旦骨折，應按骨折一般治療給予處理。

❷加強鍛鍊有利於機體的血液循環，不僅可以使肌肉強壯，而且可以延緩和減輕骨質疏鬆。就算是老年病人也應積極進行適當的戶外活動，多晒太陽。

❸為防維生素D與鈣的缺乏，日常飲食應富含蛋白質、維生素C、維生素D，如每天一杯牛奶，每天吃綠色蔬菜。

❹發現有骨質疏鬆，切忌跌跤，不要肩抬重物或提重物，不宣作過多彎腰動作，以防骨折。

❺停經期婦女，必要時可給予雌激素。

十三、坐骨神經痛

坐骨神經痛多由坐骨神經通路中遭受鄰近組織病變引起，如腰椎間盤突出、腰椎部骨質增生、脊椎腫瘤、結核、骨盆內病變及腰部軟組織勞損等。

其症狀是：多為一側腰腿部陣發性或持續性疼痛，多表現為臀部、大腿後側、小腿的踝關節後外側疼痛，以至足部發生痠痛，如彎曲腰腿行走時有不同程度的燒灼樣或針刺樣疼痛，腰椎旁有壓痛及叩擊痛，嚴重者疼痛如刀割。多因行動時疼痛加重，下肢有放射性疼痛，出現水腫等等。

中醫方劑

❶活血止痛湯

【組成】制川草烏各9克，白芍30克，木瓜15克，吳茱萸6克，炙甘草6克。

【用法】水煎2小時，取汁分2次口服，每日1劑。

【功用】適用於坐骨神經痛，疼痛劇烈，遇冷加重者。

❷止痛舒筋湯

【組成】伸筋草30克，牛膝20克，地龍10克，青風藤20克，檳榔12克，桑寄生20克，獨活9克，細辛3克，川斷15克，靈仙12克，防風10克，杜仲12克，熟地12克，紅花10克。

【用法】水煎服，日1劑。

【功用】適用於坐骨神經痛，纏綿日久，局部痠

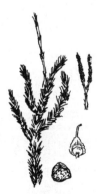

伸筋草

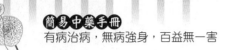
痛，肢倦乏力者。

按摩療法

【按摩穴位】

臀部的承扶、環跳，下肢的委中、承筋、承山、崑崙、足三里、陽陵泉、太溪等穴。

【按摩手法】

❶在臀部和下肢後側用滾法操作10分鐘。

❷按揉或拿捏承扶、環跳、足三里、委中、陽陵泉、崑崙、太溪、承山、承筋各10～20次。

❸臀部和下肢後側的肌肉用掌根按揉2～3分鐘。

❹按揉下肢3～5遍。

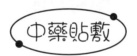

中藥貼敷

【方一】

生烏頭150克加醋磨成糊狀，入砂鍋內熬至醬色為準（100℃時，約2分鐘），攤於布上厚約0.5公分，貼敷痛處，每日換藥1次，至癒為止。

適用於坐骨神經痛，痛有定處，勞累或著涼後加重，腰腿冷痛者。

【方二】

附子、海螵蛸各20克，肉桂、川牛膝、獨活、羌活、海象皮、防風、當歸、赤芍、杜仲、川斷、川芎、乳香、沒藥、透骨草各25克，川椒、紅花各15克，血竭5克。共為粗末，加入桃仁泥25克，低納鹽19克，黃酒80CC，拌勻後裝紗布袋中，每晚把藥袋放鍋內蒸煮半小時，取出墊上乾毛巾，敷熨患處，每次半小時，每劑藥可用7天。

適用於坐骨神經痛，疼痛，活動不利，遇陰雨天或受風著涼後加重。

●●● 坐骨神經痛注意事項 ●●●

❶本病的發生與姿勢不當、受寒有一定關係，因此應當注意用力的姿勢，並注意防寒、防潮。

❷如果坐骨神經痛由椎間盤脫出所致，當臥硬板床。

❸經一般治療無效的腰椎間盤脫出可試行腰椎牽引。牽引無效而疼痛劇烈，且伴嚴重的肌力減退，及壓迫馬尾神經後引起括約肌功能障礙者可考慮手術治療。

十四、腦震盪

腦震盪是頭顱外傷後引起的，以頭暈、頭痛、耳鳴、失眠、注意力不集中、記憶力減退、疲勞、易激動或精神委靡等為主要臨床表現的症候群。

中醫方劑

❶紫靈湯
【組成】穀芽、麥芽、紫石英、靈磁石（先煎）各30克，菟絲子、枸杞、山藥各15克，黨參、茯苓各12克。

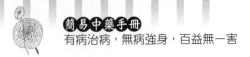

【用法】每日1劑，先將紫石英、靈磁石煎煮半小時，再加入諸藥共煎二次共取汁400CC，分早晚溫服。

【方解】對於腦震盪「上盛下虛」證的治療，當取重鎮固下以治本，輕揚清上以治標，方中紫石英、靈磁石重鎮潛陽；菟絲子、枸杞滋補肝腎；黨參、茯苓、山藥、穀麥芽、生甘草健脾和中，升清降濁。諸藥合用融鎮固，益精，培中於一方。

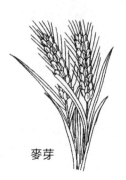

麥芽

【加減】頭痛瘀血阻竅者加丹參、桃仁、石菖蒲；心悸不寐，加夜交藤、棗仁、蟬蛻；哮喘加蜜麻黃、杏仁、蘇子、胡桃肉；頭痛加露蜂房、七葉蓮、香白芷；眩暈加菊花炭、制首烏；暈厥去黨參，加生曬參、山萸肉、木蝴蝶。若患者脾胃虛寒，陽氣虛餒，則磁石辛寒，不用為宜。

❷鉤藤黃白湯

【組成】鉤藤、大黃各15克，白芷、甘草各6克。

【用法】水煎服。每日1劑，日服2次。一般服藥3～5劑即獲痊癒。

【加減】若頭脹痛劇烈、目眩者，加羌活；後腦麻木者，加葛根；嘔吐者加竹茹；小便赤澀者加滑石；有瘀血者加桃仁、紅花；服藥後大便暢下而諸症減輕者去大黃。

針灸療法

【方一】

取穴：太沖、太溪、公孫。

方法：局部常規消毒後，取1寸長的毫針直刺，捻轉得氣後留針30分鐘，每隔10分鐘行針1次。行中刺激、用平補平瀉法。每日1次，中病即止。

【方二】

　　取穴：湧泉（雙）。

　　方法：兩足掌常規消毒後，用1寸毫針刺入兩足湧泉穴，採用瀉法，並通以6.26電針密波，留針時呼喚其名，觀察其反應。

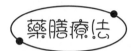

藥膳療法

❶山楂冰糖飲

【原料】山楂15克，冰糖適量。

【製作】水煎服，每日1劑，連服10～15天。

【功效】適用於腦震盪，頭痛，頭暈，伴有高血壓、高血脂症者。

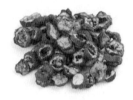

山楂

❷三七燉母雞

【原料】仔母雞胸肉250克，三七粉15克，冰糖適量。

【製作】雞肉切片，與三七粉、冰糖拌勻，隔水密閉蒸熟，分3次食完，連食3～4週。

【功效】適用於腦震盪，頭痛劇烈，伴神疲乏力，面色萎黃，腰膝痠軟者。

❸天麻豬腦湯

【原料】豬腦1副，天麻10克。

【製作】同放鍋內，加水適量，以小火煮燉1小時即成羹湯。喝湯吃豬腦，每日2次，連服3～4週。

【功效】適用於腦震盪，頭痛，眩暈，失眠者。

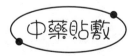

中藥貼敷

【方一】

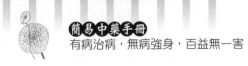

有病治病，無病強身，百益無一害

蓖麻仁、杏仁各10個，松香30克。共搗如泥，貼太陽穴，每日1次。

適用於腦震盪引起的頭痛劇烈，難於忍受者。

【方二】

吳茱萸100克，朱砂15克，明礬30克，硫磺5克，川芎45克。以上各藥共研為末，每次取3克，黃酒調成糊，敷於臍部，外以紗布固定，3天換藥1次，連用3個月。

●●● 腦震盪注意事項 ●●●

❶精神因素對頭痛的發生產生相當重要的作用，當解除患者的心理負擔。

❷配合適當的體能鍛鍊。

❸幫助患者樹立戰勝疾病的信心，持續長期治療。

第二章
婦科疑難病

一、月經不調

　　月經不調是婦科常見的一種疾病，表現為月經週期紊亂，出血期延長或縮短，出血量增多或減少，甚至月經閉止。

　　卵巢功能失調、全身性疾病或其他內分泌腺體疾病影響卵巢功能者，都可能誘發此病。此外，生殖器官的局部病變如子宮肌瘤、子宮頸癌、子宮內膜結核等也可表現為不規則陰道流血，應注意二者的區分。

中醫方劑

❶促經湯

【組成】當歸尾9克，沒藥6克，紅花3克。

【用法】酒浸之，溫熱飲，每日1服。

【方解】方中當歸尾，性味辛甘溫，功能活血祛瘀，調經止痛，潤腸通便。沒藥，性味苦辛平，功能活血止痛，消腫生肌，散血化瘀；能治一切瘀滯心腹諸痛，癥瘕積聚，風濕痹痛及跌打損傷。紅花，性味辛溫，功能活血通經，祛瘀止痛。酒，能助活血祛瘀，通經止痛。

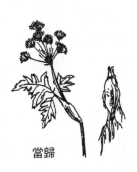

當歸

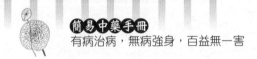

❷柴芍調經湯

【組成】柴胡6克，白芍、女貞子、白茅根各12克，旱蓮草、麥門冬、地骨皮、香附、地榆各10克。

【用法】水煎服，每日服1劑，每劑分2次服用，早飯前及晚飯後1小時各溫服1次。

【方解】方中柴胡、白芍一升散一收斂可奏舒肝解鬱，清熱養血，協理陰陽之功。女貞子、旱蓮草滋陰培元，麥門冬、地骨皮、白茅根、地榆等清熱涼血，在養陰涼血藥中加入氣病之總司、婦科之主帥香附，既能制其香燥之偏，且收相得益彰之妙用。

【加減】因實熱者可酌加丹皮、青蒿、黃柏；虛熱宜以生地、地骨皮為主，配滋陰壯水及阿膠等養血柔陰之品自可收功；鬱熱者可以本方與丹梔逍遙散合參化裁治之。

❸參耆調經湯

【組成】太子參、山藥、黃耆、烏賊骨各15克，白朮9克，枸杞12克，川斷、石蓮各10克。

【用法】先將藥物用冷水適量浸泡，迄浸透後煎煮，始煎溫度較高些，煎至沫少可用慢火煎半小時左右，以此法將兩次所煎之藥液混勻，量以一茶杯（250CC）為宜。每日服1劑，每劑分2次服用，早飯前及晚飯後1小時各溫服1次。

【方解】全方以健脾補腎為主要陣容，但藥性清淡平和，無血肉滋膩之品。補先天寓封藏固澀之藥，健後天不忘升提本性。這正是本方中前四藥與後四藥用意。

民間偏方

【方一】

益母草端午日或小暑日收採。上藥不限多少，連根、莖、葉洗

淨，用大石臼石杵搗爛，以布濾取濃汁，入砂鍋內，小火熬成膏，如黑砂糖色為準，入瓷罐收貯。每服15～25CC，酒與童便調下。活血調經。治婦女月經不調，產後血瘀腹痛；亦治跌打損傷，瘀血積滯，天陰作痛。

【方二】

大香附子（擦去毛）500克。將上藥分作4份，分別以120克醇酒浸，120克釅醋浸，120克鹽水浸，120克童子小便浸。春3、秋5、夏1、冬7日。淘洗淨，晒乾搗爛，微焙為末，醋調麵糊丸梧桐子大。

每次酒下17丸。瘦人加澤蘭、茯苓末各60克，氣虛加四君子料，血虛加四物料。

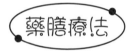

藥膳療法

❶當歸燉羊肉

【原料】黃耆、黨參、當歸各25克，羊肉500克，生薑50克。

【製作】將生薑、羊肉洗淨切塊，藥物用布包好，同放砂鍋內加水適量。大火煮沸後，小火燉2小時，去藥包，調味服食。

【功效】補氣益血。適用於血虛型月經延後，量少色淡，小腹疼痛，面色蒼白等。

❷補中升陽粥

【原料】黃耆30克，人參5～10克，柴胡、升麻各3克，白米30克，紅糖適量。

【製作】先煎黃耆、人參、柴胡、升麻，去渣取藥汁，與白米共煮粥。加紅糖調味。每日1次，可連服7天。

【功效】補氣攝血，升陽舉陷。適用於月經過多、過期不止、色淡而清稀如水，面色蒼白、氣短懶言、心悸不寧、小腹空墜、肢軟無力、食欲不振等症。

針灸療法

【方一】

取穴：太沖、太溪、然谷。

方法：局部常規消毒後，取1寸長的毫針垂直刺入0.8寸，捻轉得氣後留針30分鐘，每隔5～10分鐘行針1次。經早宜刺不灸，平補平瀉；經亂宜刺灸並用。每口1次，中病則止。

【方二】

取穴：子宮穴。

方法：局部常規消毒後，取1寸長的毫針直刺0.5寸，捻轉得氣後留針20分鐘，每隔5～10分鐘行針1次。經早刺而不灸、用瀉法；經亂刺、灸並用。每日1次，中病則止。

【方三】

取穴：三陰交。

方法：局部常規消毒後，取1寸長的毫針，快速刺入，行提插捻轉手法，得氣後留針並將艾條一端點燃，倒插在針柄上，使其自然燃燒，經30～40分鐘艾條燒盡，待火滅灰涼，將針取出。每日1次，10天為1個療程。

按摩療法

【按摩穴位】

頭部的百會、風池、太陽、印堂，腹部的章門、關元，背部的肝俞、腎俞、命門，手部的合谷、陽池，下肢的地機、三陰交、太沖等穴。

【按摩手法】

❶按壓頭頂的百會穴、印堂、太陽、風池穴各30～50次，力道以痠痛為宜。

❷按壓背部的肝俞、腎俞、命門，腿部的地機各50次，力道稍重。

❸按揉腹部的章門、關元，足部的三陰交、太沖和手部的陽池、合谷各50次，力道以脹痛為宜。

●●●月經不調注意事項●●●

❶勿冒雨涉水，以免小腹受寒邪侵犯。

❷克制性生活，以蓄養腎中精氣。

❸患者如因移居外地等原因，月經週期產生紊亂，不宜急於治療，可觀察一段時間再作論治。

❹中年婦女月經前後不定，自療效果不好，不宜堅持自療。

❺不能持續3個月經週期自療，半途而廢者，難於得到預期療效。

❻長時間陰道流血不淨，尤其是中年婦女，應行診刮術，以排除子宮內膜癌。

❼必要時在醫生指導下應用雌激素、孕激素，實施人工月經週期。

二、痛經

凡在經期前後或在行經期間發生腹痛或其他不適，以致影響生活和工作者稱為痛經。

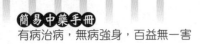
痛經又分為原發性痛經和繼發性痛經。原發性痛經指生殖器官無明顯器質性病變的月經疼痛，又稱功能性痛經，常發生在月經初潮或初潮後不久，多見於未婚或未孕婦女，往往經生育後痛經緩解或消失；繼發性痛經指生殖器官有器質性病變如子宮內膜異位症、盆腔炎和子宮黏膜下肌瘤等引起的月經疼痛。

中醫方劑

❶艾葉止痛湯

【組成】艾葉15克，紅糖適量。

【用法】將艾葉加水煎煮，取汁，加紅糖調勻溫服，每日1～2次，於月經前服3～4日。

【方解】方中艾葉，性溫，味苦、辛，功能溫經止血，散寒調經；能治寒冷宮所致月經不調、痛經等。紅糖，性溫，味甘，助艾葉散寒調經。

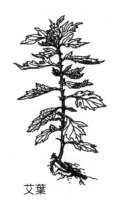

艾葉

❷薑糖飲

【組成】生薑15克，蔥白3段，紅糖20克。

【用法】水煎取汁，1次溫服。

【功用】溫中散寒，調經止痛。

【方解】生薑，性味辛溫，功能溫中散寒；能治寒邪凝滯所致腹痛嘔惡症。蔥白，性味辛溫，功能散寒通陽；能治陰寒腹痛症。紅糖，性味甘溫，功能和血化瘀，調經；能治血脈不和之月經不調、痛經症。諸藥合用，共奏溫中散寒，調經止痛之功。

民間偏方

【方一】

白麵、紅糖、鮮薑各9克，放在一起搗碎調勻，將其揉成丸狀，用香油炸熟吃。經前3天服用，每日服3次，可服3～5天。輕者1個經期，重者3個經期即好。

【方二】

小茴香10克，生薑3片。水煎後分2次服。在月經來潮前的3～5日開始服，每日1劑，連服3～5劑。可連用3～5個經期。經期忌食魚腥和生冷食品。

【方三】

以紅糖500克，薑9克為一服。薑洗淨切成碎末，與500克紅糖拌勻（不加水），放蒸鍋內蒸20分鐘。每月月經前3～4天開始服用，每天早晚各1勺，用溫開水沖服，連服2服即見效。

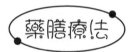

藥膳療法

❶.烏雞湯

【原料】雄烏骨雞500克，陳皮3克，良薑3克，胡椒6克，草果2枚，蔥、醋適量。

【製作】將雞切塊，與上述各味同煮，小火燉爛。每日2次，吃肉，喝湯。

【功效】溫中健胃，補益氣血。適用於婦女痛經之屬於氣血雙虧、偏於虛寒者。

❷黑豆蛋酒湯

【原料】黑豆60克，雞蛋2顆，米酒120CC。

【製作】將黑豆、雞蛋洗淨放鍋中，加適量水，用小火煮，至雞蛋熟後取出去殼，放入鍋中，再煮一會兒即成。服時加米酒，吃蛋，喝湯。每日2次。

【功效】調中，下氣，止痛。適用於氣血兩虛型痛經。

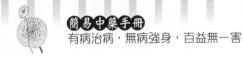

❸玉簪花粥

【原料】玉簪花12～15克，紅花6～12克，白米50～100克，紅糖適量。

【製作】將玉簪花、紅花煎取濃汁去渣，白米加水適量，煮沸後調入藥汁及紅糖，同煮為粥；經前3～5天開始服用，每日1～2次，溫熱服。

【功效】活血行瘀，養血育陰。適用於氣血瘀阻之痛經、月經不調。

按摩療法

【按摩穴位】

　　腹部的中脘、氣海、大巨、關元、大赫、中極，背部的三焦俞、腎俞、胞肓、上髎、中髎、下髎，手部的合谷，腿部的血海和足部的築賓、三陰交、太溪等穴。

【按摩手法】

　　❶揉按腹部的中脘、氣海、大巨、關元、大赫、中極穴各50～100次，力道輕緩平穩，不可用力過重。

　　❷按壓背部的三焦俞、腎俞、胞肓、上髎、中髎、下髎各50次，力道稍重，以痠痛為準。

　　❸按揉腿部的血海和足部的築賓、三陰交、太溪各50～100次，力道以脹痛為宜。

　　❹掐按手部的合谷穴50次，力道以痠痛為宜。

針灸療法

【方一】

　　取穴：子宮穴。

方法：局部常規消毒後，取1寸長的毫針直刺，捻轉得氣後留針10分鐘，每隔5分鐘行針1次，行中刺激，用平補平瀉法。寒濕凝滯型針後加溫灸。每日1次，5次為1個療程。

【方二】

取穴：足三里、三陰交、太溪。

方法：局部常規消毒後，取毫針快速直刺，施以平補平瀉手法，得氣後留針30分鐘。留針期間將艾條一端點燃，在距皮膚3公分左右的地方燻烤，使局部有溫熱而無灼痛感，經30分鐘艾條燒盡，將針取出。每日1次，於月經前1週開始治療至經行停止。3個週期為1個療程。

【方三】

取穴：三陰交。

方法：局部常規消毒後，用1.5寸毫針，快速刺入皮下，進針深度為0.8～1寸，針尖略偏向心臟方向，快速提插捻轉手法，使局部有麻脹感，以向上傳導為佳，行針2分後留針30分鐘，每隔5分鐘行針1次，以加強針感。每日1次，於月經前1週開始治療至經行停止。3個週期為1個療程。

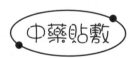

中藥貼敷

【方一】

肉桂20克，吳茱萸20克，茴香20克。共研細末，用米酒適量，炒熱後趁熱敷於臍部，然後用膠布固定，每月行經前敷3日即見效。

治療痛經，經色紫暗有塊，小腹冷痛。

【方二】

全當歸、川芎、制香附、赤芍、桃仁各9克，延胡索、肉桂各12克，生蒲黃9克，琥珀末1.5克。研為細末，在經前1～2天或行經

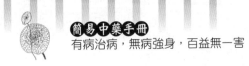

時取藥末3克，用30％酒精調和，濕敷於臍部，外用紗布和膠布固定，每日1次，連敷3～4天。

治療痛經，經色暗而有塊，小腹脹痛或刺痛。

【方三】

白芷8克，五靈脂15克，炒蒲黃10克，食鹽5克。共研為細末，於經前5～7天，取藥末3克，納臍內，上置生薑片，用艾炷灸2～3壯，以臍內有熱感為準。然後，藥末用膠布固定，月經乾淨後去掉。

治療痛經，腹脹胸悶，乳房脹甚等症。

●●● 痛經注意事項 ●●●

❶注意經期衛生，防止發生生殖器炎症，並積極治療。

❷經期要保暖，避免接觸涼水和淋雨，不要吃冷凍食品。

❸心情要舒暢，切忌憂思不解或長期苦悶，可以多參加社會活動或與朋友談心以排解憂愁。

❹刮宮手術可導致子宮內膜異位症而引起痛經，故應減少計畫外懷孕和人工流產手術。

❺加強體能鍛鍊，促進全身氣血的運行，有利於經行通暢而緩解行經腹痛。

三、閉經

　　閉經分原發性和繼發性或生理性和假性等類別。女子年齡超過18歲尚未初潮者為原發性閉經；月經來潮之後又連續停經3個月以上者為繼發性閉經。

　　繼發性閉經應排除因青春期、妊娠期、哺乳期及停經後的生理性閉經，以及因先天發育不良、後天損傷造成生殖道黏連閉鎖而不能使月經排出的假性閉經者。這裡主要介紹繼發性閉經症，即病理性閉經症。

　　繼發性閉經者除閉經外，常伴有面黃肌瘦、短氣無力、精神困頓或小腹疼痛等症狀。有些病人甚至出現眼窩黯黑、頭暈、肢軟、身體肥胖，或白帶增多等體徵。中醫稱閉經為女子不月、月事不來或經水斷絕，也有稱為經閉。

中醫方劑

❶ 通經湯

【組成】當歸15克，益母草25克，黃耆12克，香附9克。

【用法】每日1劑，水煎服。

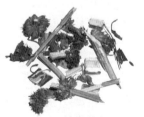

益母草

【加減】氣血兩虛者，加黨參、阿膠；氣滯血瘀者，加枳殼、川芎；寒濕凝滯者，加附子、茯苓、白朮。

【臨床報導】治療繼發性閉經52例，結果：臨床治癒（月經來潮，行經正常）41例，顯效8例，無效3例，總有效率94.1％。

❷ 黃耆白朮湯

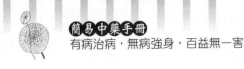
【組成】黃耆15克，白朮、熟附片、桂枝、枸杞、女貞子、菟絲子、覆盆子、留行子、蕪蔚子各9克。

【用法】每日1劑，水煎服。

【功用】主治閉經屬腎虛者。

民間偏方

【方一】

　　黑豆50克，紅花5克，紅糖適量。

　　將黑豆、紅花同加水適量燉湯，至黑豆熟透，放紅糖溶化即成。每日2次，食豆飲湯。

【方二】

　　月季花3～5朵，黃酒10CC，冰糖適量。

　　將月季花洗淨，放入鍋中，加水150CC，以小火煎至100CC，去渣。加入冰糖及黃酒混勻即成。溫服，每日1次。

【方三】

　　澤蘭30克，白米50克。先煎澤蘭，去渣取汁，入白米煮成粥。空腹食用，每日2次。

【方四】

　　桃仁15克，白米75克。先把桃仁搗爛如泥，再加水研汁去渣，同白米煮為稀粥；空腹食，每日2次。桃仁有小毒，用量不宜過大。孕婦及便溏病人不宜服用。

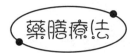

❶川芎煮雞蛋

【原料】川芎8個，雞蛋2顆，紅糖適量。

【製作】將川芎、雞蛋加水同煮，雞蛋熟後去殼再煮片刻，去渣，加紅糖調味即成。每日分2次服，每月連服5～7劑，吃蛋飲湯。

【功效】活血行氣。適用於氣血瘀滯型閉經。

❷ 天香爐燉豬肉

【原料】天香爐30克，瘦豬肉100克，食鹽適量。

【製作】將瘦豬肉切成塊，再與天香爐一起加水適量燉湯，用食鹽調味即成。每日2次，食肉，飲湯。

【功效】祛風化濕，活血通經。適用於閉經。

❸ 墨魚香菇冬筍粥

【原料】乾墨魚1隻，水發香菇、冬筍各50克，瘦豬肉、白米100克，胡椒粉1克，料理酒10克，食鹽、雞精粉各適量。

【製作】墨魚乾去骨，用溫水浸泡發脹，洗淨，切成絲狀。豬肉、香菇、冬筍分別切絲備用。白米淘洗乾淨，下鍋，加入肉絲、墨魚、香菇、冬筍、料理酒一齊熬至熟爛，最後調入食鹽、雞精粉及胡椒粉即可。每日1劑，分2次服。

【功效】補益精氣，通調月經，收斂止血。適用於婦女閉經、滯頻多。

❹ 桃花蜂蜜糯米粥

【原料】桃花50克，蜂蜜、白糖各25克，糯米100克。

【製作】糯米洗淨下鍋，加水1000CC煮粥，粥將熟時，入桃花、蜂蜜及白糖，稍煮即成。每日1劑，分2次服。

【功效】活血，利水，通便。適用於閉經症。

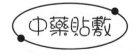

中藥貼敷

【方一】

　　蜣螂1隻，威靈仙10克。分別焙乾，共研細末，填滿肚臍，膠布覆蓋，約1小時後去掉。1日1～2次，用至病癒。

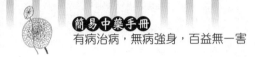
治療閉經，小腹刺痛或脹痛，舌有瘀點或瘀斑等症。

【方二】

　　五靈脂、生蒲黃各30克，桃仁、大黃、生乳香、生沒藥各15克，麝香少許。除麝香外，餘藥共研細末，貯存備用。先把麝香放臍內，用麵粉水調圍臍一周，填滿藥物，上置生薑1片，用艾炷灸，每次灸20壯，1～3日1次。

　　治療閉經，腰腹脹痛。

針灸療法

【方一】

　　取穴：足三里、三陰交、太沖。

　　方法：局部常規消毒後，取1.5寸長毫針，快速刺入皮下，進針深度為0.8～1寸，用強刺激，施以快速提插捻轉手法，使局部有麻脹感，以向上傳導為佳，行針2分鐘後留針30分鐘，留針期間每隔5分鐘行針，以加強針感。亦可在留針期間將艾條一端點燃，在距皮膚3公分左右的地方燻烤，使局部有溫熱而無灼痛感，經30分鐘艾條燒盡，將針取出。每日1次，10次為1個療程。

【方二】

　　取穴：三陰交、太沖、陰脈、足內臨泣。

　　方法：局部常規消毒後，取1～1.5寸長毫針直刺，捻轉得氣後留針30分鐘，每隔5～10分鐘行針1次。實證施以強刺激，用瀉法；虛證施以輕中度刺激、用平補平瀉或補法。每日1次，10次為1個療程。若屬寒凝氣滯證，可在針後加溫灸。

　　若配合藥物治療，效果更佳。

●●● 閉經注意事項 ●●●

❶注意經期保暖，忌用冷水洗澡。

❷適當增加營養，飲食宜清淡、易消化。忌食生冷、辛辣刺激之物。

❸保持充足睡眠，適當休息，避免劇烈運動，不可過度勞累。

❹加強體能鍛鍊，增強體質，有利於身體氣血運行，經脈通暢。

❺消除緊張、恐懼及精神負擔，保持愉快舒暢的情緒。

❻及時治療女性生殖系統的疾病，如盆腔炎、子宮內膜異位症以及處女膜閉鎖症。避免計畫外懷孕及人工流產手術。

四、經前期緊張綜合症

經前期綜合症是指少數婦女在月經期前（7～14天前開始出現，2～3天前加重），出現系列異常徵象（如精神緊張、全身無力、情緒不穩定、注意力不集中、煩躁、易怒，或憂鬱焦慮、頭痛、失眠、浮腫、乳房脹痛等；嚴重者可出現腹脹、嘔吐、全身浮腫，胃腸道黏膜水腫時有腹瀉或大便稀薄，乳房水腫時有乳房乳頭脹痛等），月經來潮後就自然消失的症狀。

這種情況與年齡、胎次無關，症狀經重不一。其發生原因尚不

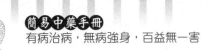
清楚，有人提出與內分泌性激素代謝和水鹽代謝紊亂有關，但也有人認為本病精神症狀較為明顯，其發病可能與植物神經功能紊亂有關。

中醫方劑

❶柴胡白芍湯

【組成】柴胡9克，白芍12克，當歸12克，枳殼9克，牛膝9克，香附9克，鬱金12克，青皮9克，橘葉9克，路路通9克。

【用法】每日1劑，水煎服。於經前服3～5劑。

【加減】熱而躁怒者，加丹皮、梔子；乳房結塊者，加王不留行、瓜蔞、橘核；頭痛者，選加蔓荊子、菊花、薄荷、白芷、葛根等；浮腫者，選加白朮、茯苓、車前；嘔吐者，選加竹茹、半

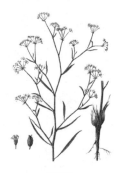

柴胡

夏、橘皮、玫瑰花；乳頭、陰部瘙癢者，可加鉤藤、荊芥、防風。兼有梅核氣者，可加川朴、半夏、蘇葉。

❷黃耆黨參湯

【組成】黃耆30克，制附片15克，黨參30克，白朮12克，雲苓15克，甘草6克。

【用法】每於經前1週服上方8～10劑。

【加減】經前期緊張綜合症表現不一，應隨證加味。寒象明顯或有表徵者，加生薑、蘇葉、麻黃、桂枝、防風各6克；氣滯明顯者，加香附、木香、枳殼各10克；有瘀象者，加當歸、川芎、丹參、白芍各10克；有痰滯者，加半夏、陳皮各12克；陽虛明顯者，加淫羊藿、補骨脂各10克；陰虛甚者，加熟地、白芍、首烏各12克；納少便稀者，加山楂、神曲、二芽各15克；浮腫尿少者，加益母草、澤瀉各10克。

民間偏方

【方一】

沙參、麥門冬、枸杞各9克，雞蛋1顆。共同煎湯，棄藥渣，吃蛋飲湯。月經前開始服，每天1劑，連服4～5劑。

治療月經來潮前胸脇、乳房、小腹隱痛，四肢無力，頭暈，口乾等症。

【方二】

小麥50克，紅棗10枚，玉竹9克，白米60克。共同煮粥吃。月經前開始服，每天1劑，連服5～7劑。

治療月經前性格改變明顯，沉默少言，善悲易哭，或煩躁易怒，失眠多夢。

針灸療法

【方一】

取穴：足三里、三陰交、行間、太沖、血海。

方法：局部常規消毒後，取1～1.5寸長的毫針，快速刺入皮下，進針深度為0.8～1寸。行平補平瀉手法，使局部有麻脹感，以向上傳導為佳，行針2分鐘後留針30分鐘。留針期間每5分鐘行針1次，以加強針感。每日1次，於月經前3～5天內開始治療，6天為1個療程，月經期停針。

【方二】

取穴：三陰交、太溪、血海。

方法：局部常規消毒後，取1.5寸長的毫針直刺，快速刺入皮下，捻轉得氣後留針30分鐘，每隔5分鐘行針1次。行中強度刺激，用瀉法。每日1次，6次為1個療程。於月經前5天開始治療，月經期停針。

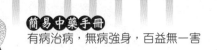

拔罐療法

【方一】

取穴：關元、三陰交、內關、心俞、肝俞、腎俞。

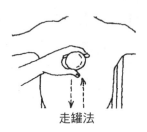

走罐法

方法：採用閃罐、留罐和走罐法。取關元、三陰交兩穴，用閃罐法，反覆吸拔十餘次；取內關穴用坐罐法，留罐10分鐘左右；取心俞、肝俞、腎俞3穴用走罐法，至局部出現暗紅色瘀斑為止。經前、經期每日1次，其他時間每週2次。於經前1～14日開始治療。

【方二】

取穴：關元、中極、中脘、內關、三陰交、心俞、脾俞、肝俞、腎俞。

方法：採用閃罐、留罐和走罐法。取關元、中極、三陰交3穴用閃罐法，反覆閃拔十餘次；取中脘、內關兩穴用坐罐法，留罐10～15分鐘；取心俞、脾俞、肝俞、腎俞4穴用走罐法，至局部出現暗紅色瘀斑為止。經前、經期每日1次，其他時間2～3日1次。於經前1～14日開始治療。

●●● 經前期緊張綜合症注意事項 ●●●

❶患者要有戰勝疾病的信心，不能有恐懼、焦慮的情緒。

❷調節情志，特別是性格內向的女性，經前參加一些輕鬆的娛樂活動和體能活動，以及參與一些交際性活動，做一些有趣的事。這樣有助於緩解經前期的緊張情緒。

❸適當安排經前的工作、課業，避免過度精神緊張。並要保持充足的休息和睡眠。

❹家庭成員要和睦相處，互相關心體貼，避免跟患者發生爭

吵。

❺飲食上，多吃新鮮蔬菜、水果，宜吃清淡飲食，少吃辛辣刺激性食物。

❻注意個人衛生，勤洗澡，勤換內衣。

五、更年期綜合症

婦女在停經前後出現的一系列植物神經功能失調為主的症候群，稱為更年期綜合症。表現有陣發性潮熱，伴有胸悶、氣短、心悸、眩暈，以及情緒不穩、緊張易激動、易疲乏等，多為卵巢功能衰退所致。

中醫方劑

❶甘麥紅棗湯

【組成】炙甘草9克，浮小麥、紅棗各30克。

【用法】上藥加水300CC，煎取汁200CC，分3次飯後溫服，每日1劑。

【方解】甘草，性味甘平，功能益氣補中，緩急止痛；能治心氣不足的心動悸、脈結代等症。浮小麥，性味甘涼，功能養心安神；能治心神不寧，心悸失眠等症。紅棗，性味甘溫，功能補中益氣，養血安神；能治虛勞煩悶失眠。各藥合用，共奏養心神，除煩躁之功。

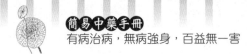

❷ 更年康湯

【組成】 玄參、丹參、黨參、柏子仁、酸棗仁、茯苓、浮小麥、白芍各10克，天冬、麥門冬、遠志、五味子、桔梗各5克，生地、熟地各12克，當歸3克，元胡6克，龍骨、牡蠣各15克。

【用法】 清水煎服。每口1劑，1劑煎2次，分早晚溫服。16劑為一療程。

【方解】 婦女停經期前後，腎氣漸衰，天癸已竭，沖任失調，血不養心藏神，故出現一系列更年期綜合症狀。本方從天王補心丹化裁而來，選用了大量的養陰安神藥物，其中，用生地、玄參壯水制火；丹參、當歸、熟地補血養心；黨參、茯苓以益心氣；遠志、柏子仁以養心神；天冬、麥門冬以增陰液；棗仁、五味子之酸，用以斂心氣的耗散；白芍、元胡、龍骨、牡蠣則用以鎮攝心神，定悸；桔梗載藥上行，以為之使。

【加減】 本方適宜於因腎陰不足，不能上濟於心，或平素心氣不足，不得下通，心腎不交而出現一系列症狀。如自汗不已，可加麻黃根，面頰潮紅，可加丹皮、地骨皮；帶下過多，可加海螵蛸、芡實；頭暈眩加天麻。

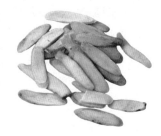

白芍

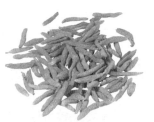

麥門冬

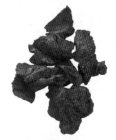

熟地

民間偏方

【方一】

豬心1個，朱砂1克。將豬心洗淨，控乾血水，把朱砂放入豬

心內，加水燉熟，吃豬心，飲湯。適用於心悸煩躁者。注意朱砂有毒，不可過量或久服。

【方二】

豬皮60克，紅棗10克。將豬皮洗淨，切塊，紅棗洗淨，一起裝入瓷罐內，隔水燉熟，每日分2～3次食完。適用於月經淋漓不淨者。

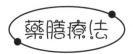

❶ 小麥山藥粥

【原料】 乾山藥片30克，小麥、糯米各50克。

【製作】 山藥、小麥、糯米加適量砂糖同煮為稀粥。

【功效】 補脾胃，安心神，補腎固精。適用於婦女更年期綜合症，精神不振、失眠多夢、食少腰痠痛等。

❷ 棗麥粥

【原料】 棗仁30克，小麥30～60克，白米100克，紅棗6枚。

【製作】 將棗仁、小麥、紅棗洗淨，加水煮至10沸，留汁去渣。加入白米同煮成粥。每日3次，溫熱食。

【功效】 養心安神。適用於婦女臟躁，症見神志不寧、精神恍惚、多哈欠、喜悲傷欲哭及心悸、失眠、自汗等。

針灸療法

【方一】

取穴：足三里、三陰交、太沖。

方法：局部常規消毒後，取1.5寸長的毫針，快速刺入皮下，進針深度為0.8～1寸，用平補平瀉手法，行針2分鐘後，留針30分鐘，每隔5分鐘行針1次，以加強針感。每日1次，10次為1個療程。

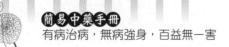

【方二】

取穴：足三里、三陰交、太溪、太沖、湧泉、足底跟部。

方法：局部常規消毒後，取1～1.5寸長的毫針直刺，快速刺入皮下，進針深度為0.5～1寸，施以平補平瀉手法，得氣後留針30分鐘，每隔5～10分鐘行針1次，以加強針感。實證施以中強度刺激，用瀉法。或在留針期間，並將艾條一端點燃，在距皮膚3公分左右的地方燻烤，使局部有溫熱而無灼痛感，經30分鐘艾條燒盡，將針取出。或針後加艾條溫和灸各10～15分鐘。每日1次，10次為1個療程。

拔罐療法

【方一】

取穴：分兩組。一為大椎、三陰交、心俞、脾俞；二為風池、陽陵泉、肝俞、腎俞。

方法：採用梅花針叩刺後拔罐法。每次選用1組穴，交替使用，留罐20分鐘。每日1次，5次為1個療程。

【方二】

取穴：心俞、膈俞、腎俞、肝俞、內關。

方法：採用點按拔罐法。先在應拔部位點壓，按摩3～5分鐘，然後拔罐，留罐20～25分鐘，每日1次，5次為1個療程。

●●● 更年期綜合症注意事項 ●●●

❶本病是一種自癒性疾病，臨床症狀多在半年至兩年之間消失，病人應有戰勝疾病的信心，不要胡亂懷疑自己患有「不治之症」。

❷多參加社交活動，如唱歌、跳舞、文藝演出等，以消除緊

張情緒。

❸進行適當體能鍛鍊，多到室外活動，增強體質。如散步、慢跑、打太極拳等。

❹加強營養，多吃清淡易消化飲食，禁食辛辣、香燥等刺激性食物，戒菸酒。

❺症狀較重時，可到醫院就診，必要時適當補充少量雌激素。

六、急性乳腺炎

急性乳腺炎是由細菌感染引起的乳腺組織急性化膿性病變，多見於哺乳期和初產後3～4週的婦女，由致病菌金黃色葡萄球菌、白色葡萄球菌和大腸桿菌引起。

病初僅表現為乳房部紅腫熱痛，如處理不及時，可形成膿腫、潰破或瘻管。常伴有皮膚灼熱、畏寒發熱、患乳有硬結觸痛明顯、同側腋窩淋巴結腫大等症狀。中醫學謂之乳癰、吹乳。主要由於情緒不暢、肝氣不舒，導致經絡阻塞、氣血瘀滯而發病。

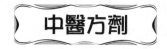

中醫方劑

❶銀蒲飲

【組成】蒲公英20克，忍冬藤40克。

【用法】上藥加水煎煮，去渣取汁，並加酒適量，飯前服用，每日數次。

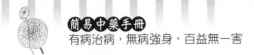
【功用】清解熱毒，消癰散腫。

【方解】方中蒲公英，性寒，味苦、甘，功能清熱解毒，消癰散結；可治癰腫疔毒，乳癰內癰。忍冬藤，性寒，味甘，功能清熱解毒；可治癰腫疔瘡，紅腫熱痛。加酒少許，以行血脈，協助蒲公英、忍冬藤以消腫止痛。二者合用，共奏清熱解毒，消腫散結之功。

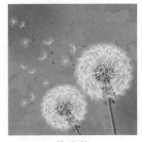
蒲公英

❷公英地丁蜂房湯

【組成】蜂房8克，蒲公英40克，地丁草15克，白糖適量。

【用法】上方藥先將前三味加水適量煎煮，去渣，取汁，加適量白糖，分次溫服，每日1劑，每劑2煎。

【功用】清熱解毒，消癰散結。

【方解】方中蜂房，性平，味甘，功能祛風止痛；能治熱毒引起的癰疽，乳癰初起。蒲公英，性寒，味苦、甘，功能清熱解毒，消癰散結；能治熱毒內盛所致的癰腫疔毒，乳癰。地丁草，性寒，味苦、辛，功能清熱解毒，消癰散結；能治熱毒內盛所致的癰腫疔瘡、乳癰腸癰。諸藥合用，共奏清熱解毒，消癰散結之效。

民間偏方

【方一】

　　鮮仙人掌60～100克，白礬5～10克，將仙人掌用火炭烙去毛刺，搗碎，與白礬細末混勻，加入適量清水調呈泥狀，敷貼患處，用紗布包好固定。1日更換1次。

【方二】

　　乳香、沒藥、大黃、蜂房各10克，蜂蜜適量，將前4味藥混合研細末，再加蜂蜜調成膏狀，敷蓋於乳房結塊處，用布覆蓋，膠布

固定，每天換藥1次。

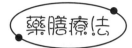

❶銀花解毒湯

【原料】銀花20克，蒲公英15克，皂角刺10克，夏枯草20克，豬雜骨250克，低納鹽、料理酒、蔥、雞精粉各適量。

【製作】先將上述4味中藥裝入乾淨紗布袋內，紮緊口；洗淨豬雜骨，搗碎；再將藥袋、豬雜骨裝入大砂鍋中，加清水適量，大火煎沸，撇去浮沫，加入低納鹽、料理酒、蔥，改小火煮60分鐘，起鍋時加雞精粉。每日1劑，喝湯，分3次服完。

【功效】清熱解毒，活血化瘀，通絡托膿。適用於乳腺炎化膿期的病人服用。

❷大飛揚草豆腐湯

【原料】大飛揚草15～30克（鮮者30～60克），豆腐2～3塊，鹽適量。

【製作】將豆腐切塊與大飛揚草同放鍋內，加水2碗半煎至1碗，加少許食鹽調味。飲湯食豆腐。

【功效】清熱解毒，通乳。適用於產婦排乳不暢、乳房脹痛、早期急性化膿性乳腺炎。

❸蒲金粥

【原料】蒲公英60克，紫花地丁、金銀花各30克，白米50～100克，白糖適量。

【製作】先煎蒲公英、金銀花、紫花地丁，去渣取汁，再入白米煮粥，加白糖調味。每日2～3次，10天為1個療程。

【功效】清熱解毒。適用於急性乳腺炎。

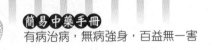
針灸療法

【方一】

取穴：足三里、梁丘（髖骨外上緣直上2寸）、太沖。

方法：局部常規消毒後，取1～1.5寸長的毫針，捻轉得氣後留針30分鐘，每隔10分鐘行針1次，行強刺激、用瀉法。每日1次，3次為1個療程。

取蔥白250克，蒲公英60克，共研細末，用薑汁調和成膏狀，塗於上述二穴及患處，再取艾條一根點燃一端，對準上述施灸部位，距皮膚3公分左右燻烤，使局部有溫熱感而無灼痛。每次灸治15～30分鐘。每日1～2次，3天為1個療程，效果亦佳。

【方二】

取穴：足三里、三陰交、太沖、行間。

方法：局部常規消毒後，取1～1.5寸長的毫針直刺，捻轉得氣後留針30分鐘，每隔10分鐘行針1次，行強刺激，用瀉法。每日1次，5次為1個療程。

【方三】

取穴：俠溪、五會、太沖、委中。

方法：局部常規消毒後，取1寸毫針直刺，其中俠溪、五會穴行強刺激、用瀉法。留針30分鐘，每隔10分鐘行針1次；太沖、委中穴用三棱針點刺、放血各1～3滴。每日1次，3次為1個療程。

拔罐療法

【方一】

取穴：肝俞、乳根、膻中、天池、少海。

方法：採用單純拔罐法，或針刺後拔罐法（乳癖用輕中刺激，乳房痛用強刺激，然後拔罐）。留罐15～20分鐘，每日1次。天池、少海只針刺，不拔罐。

【方二】

主穴：患處。配穴：足三里、期門。

方法：用梅花針叩刺主穴數次，隨即將火罐扣上，留罐15分鐘。起罐後，擦去血跡即可，隔日1次。如病重者，加配穴，用快針刺入，用瀉法，不拔罐。

【方三】

取穴：阿是穴（背部與乳頭相對處）；配穴：內關（左側乳腫針右側，反之針左側）。

方法：先用28號1～1.5寸毫針刺入阿是穴，進行捻搗手法，有麻脹感覺後，繼續捻搗3～5分鐘，隨即出針，並在針孔上拔火罐，越緊越好。留罐30分鐘左右，見針孔有血珠即可。起罐後，立即快速針刺內關，針尖稍向上斜捻搗，當針感傳至上臂，停止捻轉，留針15分鐘後起針，不拔罐。

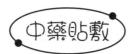

中藥貼敷

【方一】

鮮蒲公英30克，搗爛外敷，每日2次。適用於急性乳腺炎未化膿者。

【方二】

芒硝500克，裝紗布袋中，外敷局部。適用於急性乳腺炎初起，腫脹硬結而未化膿者。

●●● 急性乳腺炎注意事項 ●●●

❶患急性乳腺炎，早期及時治療，可以避免化膿潰破之痛苦。

❷少食或不食刺激性的食物或「發物」，如辣椒、韭菜、海鮮等。

❸注意哺乳衛生，養成良好的餵食習慣，保持乳房清潔。乳頭破裂及早處理。可以防止本病的發生。

❹已化膿者，應切開排膿，並保持引流通暢，不要等其自行潰破造成不必要的痛苦。

七、盆腔炎

　　盆腔炎是指女性盆腔器官組織發生的炎症性病變，一般以子宮內膜炎和輸卵管炎為多見，又分為急性和慢性兩種。臨床研究顯示，下腹部持續性疼痛和白帶增多為其主要症狀。

　　在盆腔炎急性發作期常伴有發熱、頭痛、怕冷等症狀，而慢性在發病期間常伴有腰痠、經期腹痛、經量過多等症狀，若不及時治療，可因輸卵管閉鎖而造成繼發性不孕。

中醫方劑

❶大黃牡丹湯

【組成】大黃、牡丹皮、桃仁、烏藥各10克，延胡索12克、冬瓜仁15克、丹參20克、敗醬草30克。

【用法】水煎服。

【功用】清熱解毒，活血化瘀，行氣散結。主治慢性盆腔炎。

【加減】邪熱壅盛者，加金銀花、蒲公英；濕熱蘊結者，加茯苓、苦參、黃連；寒凝者，加小茴香、肉桂、川楝子；氣虛者，加黨參、黃耆；腎虛者，加續斷、杜仲。

【臨床報導】曾治療23例，痊癒12例，好轉10例，無效1例。

❷清盆湯

【組成】土茯苓30克，茯苓、當歸、川芎、陳皮、白芷、防風、甘草各10克，大黃、木通各5克，金銀花、敗醬草各20克。水煎服。第三煎取液，煎水熏洗陰部或坐浴。15日為1療程，月經期停用。

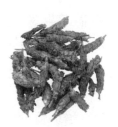

防風

【功用】調理沖任，清熱燥濕，和血化瘀。主治慢性盆腔炎。

【加減】肝腎陰虛者，加生地黃（或熟地黃）、山茱萸、山藥；腎陽虛者，加菟絲子、巴戟天、杜仲；脾氣虛者，加黨參、白朮、山藥；肝經濕熱者，加龍膽草、黃芩。

❸敗夏四物湯

【組成】敗醬草、夏枯草、熟地、牛膝、黃柏、金剛藤、丹皮各20克，當歸、川芎、延胡索各15克，赤芍、車前子各12克，薏米30克。

【用法】水煎服。

【功用】調理沖任，化瘀解毒，燥濕止帶。主治慢性盆腔炎。

夏枯草

【加減】腰痛甚者，加杜仲、續斷、忍冬藤；白帶多者，加芡實、沙苑子、益智仁；陰癢者，加苦參、防風、白蘚皮；陰道流血不止者，加馬齒莧、炒蒲黃、旱蓮草；神疲乏力、氣短者，加黃耆、黨參。

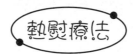

熱熨療法

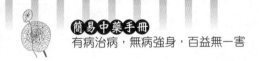

【方一】

川椒、大茴香、降香末、乳香、沒藥各20克。共研細末，用乾麵粉適量和勻，用時以高粱酒少許調濕，攤於紗布上，置於痛處，上用熱水袋熱熨，1日2次，10天為1療程。

治療慢性盆腔炎，腹部包塊，脹痛或刺痛。

【方二】

追地風30克，透骨草30克，血竭末15克，白芷30克，川椒15克，阿魏20克，乳香20克，沒藥20克，歸尾30克，赤芍30克，茜草30克，莪朮20克。共研粗末。布袋包裝，先將藥袋稍用清水濕透後，再隔水蒸半小時，趁熱用毛巾包卷敷下腹部痛側，1日2次，每次15分鐘，敷畢將藥袋晒乾，次日再用。每袋藥可敷10次，20天為1療程。

治療慢性盆腔炎，腹部拒按，或可觸及包塊，白帶較多。

【方三】

大黃6克，黃柏6克，薑黃6克，白芷6克，陳皮3克，厚朴3克，蒼朮6克，炒艾葉12克，紅花3克，透骨草12克，紅藤6克，防風3克，烏頭15克，澤蘭12克，沒藥3克，乳香3克，丹參9克，天花粉15克，香附3克。共研細末，用熱水加適量米酒調成糊狀，裝入布袋內，上加熱水袋，敷30～60分鐘，每日1次。每袋可敷3～4次。

治療慢性盆腔炎，腹部冷痛或脹痛，帶下黃白，量多清稀，形體肥胖等症。

【方四】

透骨草100克，京三棱12克，白芷10克，花椒10克，路路通15克。研成粗末，裝入布袋，水浸後隔水蒸30分鐘，敷於下腹部，1日1次，10次為1療程。

治療慢性盆腔炎，腹部冷痛，喜溫熱，腰痠隱痛。

針灸療法

【方一】

取穴：三陰交、陰陵泉、復溜、公孫、太沖。

方法：局部常規消毒後，取1～1.5寸長的毫針直刺，快速刺入皮下，進針深度為0.5～1寸，捻轉得氣後留針30分鐘，每隔5分鐘行針1次，以加強針感。行強刺激、用瀉法。每日治療1次，10次為1個療程。

【方二】

取穴：三陰交、陰陵泉、行間、太沖。

方法：局部常規消毒後，取1～1.5寸長的毫針直刺、捻轉得氣後留針30分鐘，每隔5分鐘行針1次。行強刺激，用瀉法。每日1次，10次為1個療程。

【方三】

取穴：隱白、行間。

方法：局部常規消毒後，取1寸長的毫針直刺，捻轉得氣後留針20～30分鐘，每隔5～10分鐘行針1次。行中刺激，用平補平瀉法。每日或隔日1次，10次為1個療程。

拔罐療法

【方一】

取穴：分兩組：一為腎俞、關元俞、腰陽關、上髎；二為中脘、氣海、關元、足三里、三陰交。

方法：一般先取第1組穴，以毫針用熱補法針刺，針後再拔罐，留罐15～30分鐘，隔日1次。待腰腹痛大致消失後，再取第2組穴。按上法針後拔罐（寒濕偏甚罐後加溫灸），10次為1個療程。

【方二】

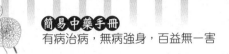

取穴：分4組：一為關元、章門、期門；二為白環俞、肝俞、腎俞；三為中極、血海、脾俞；四為身柱、大椎、三陰交。

方法：按證施治。寒證用留針拔罐法，罐後加溫灸；熱證用刺絡拔罐法。均留罐15～20分鐘，每次選用1組穴，交替使用。每日1次，10次為1個療程。

【方三】

取穴：阿是穴（腫塊處和壓痛點）、關元、天樞（雙）。月經紊亂配腰俞、次髎；白帶增多配腎俞、脾俞、帶脈、氣海俞；腰痛配腰俞、腰眼、環跳、殷門。

方法：寒證用留針拔罐法，罐後加溫灸；熱證用刺絡拔罐法。均留罐20分鐘，隔日1次，10次為1個療程。

●●● 盆腔炎注意事項 ●●●

❶積極治療急性盆腔炎、陰道炎、子宮頸糜爛等疾病，防止病程遷延，發展成為慢性盆腔炎。

❷做好避孕工作，避免人工流產手術，以減少盆腔感染的機會。

❸注意經期衛生，經期、產褥期禁止性生活，經期前後性生活不能過頻。

❹解除不必要的心理負擔，樹立戰勝疾病的信心，持續長期治療。

❺注意勞逸調合，加強身體鍛鍊，增強體質，以提高機體的抗病能力。

❻本病急性發作時，可出現寒戰高熱、下腹部疼痛，應到醫院診治。

八、子宮頸糜爛

子宮頸糜爛是婦科常見病之一，往往在婦女痛普查或婦科檢查時被發現。

患者主要表現為白帶增多，可為白色或黃色，有時呈膿性或挾有血絲，有時有接觸性出血。可伴有腰痠，下腹墜痛，腰腹沉重。經期及性生活時加重。

內視鏡可見子宮頸充血、肥大、息肉、潰瘍等改變。子宮頸抹片檢查可與子宮頸癌鑑別。中醫稱本病為「帶下病」。

中醫方劑

❶治糜靈

【組成】兒茶、苦參、黃柏各30克，枯礬20克，冰片6克。

【用法】將上藥洗淨烘乾，研細末，加冰片調勻，密封保存。用時以香油調成糊狀，每次上藥前先以乾棉球清拭陰道，再將帶線棉球蘸已調好的藥糊放在糜爛面上，24小時後取出。每週可上藥2～3次，10次為1個療程。

【功用】清熱，解毒，燥濕，祛腐生肌。

【方解】方中兒茶，性味苦澀涼，功能活血療傷，止血生肌斂瘡；能治瘡瘍不斂，肌膚潰爛，皮膚濕瘡等症。苦參，性味苦寒，功能清熱燥濕，殺蟲利尿；能治帶下陰癢，濕疹疥癬。黃柏，性味苦寒，功能清熱燥濕，瀉火解毒；能治濕疹，濕瘡。枯礬，性味酸澀寒，功能解毒，殺蟲，止癢；能治濕瘡，濕疹，疥癬。冰片，性味辛苦微寒，功能清熱止痛；可治瘡瘍腫痛，潰後不斂。諸藥合用，共奏清熱燥濕，祛腐生肌，解毒止癢之功。

❷治糜湯

【組成】龍膽草、柴胡、枳殼、黃芩、車前子（另包）、木通、茯苓、白朮、淫羊藿、仙茅各15克，甘草10克。治糜止帶散：黃芩、黃柏、苦參、大黃、冰片、樟丹、白及、珍珠各等份。

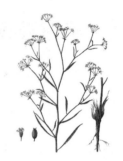

柴胡

【用法】治糜湯每日1劑，水煎分早、晚2次服，2週為1療程；治糜止帶散諸藥研成極細粉末，備用。每晚睡前用苦參50克，百部35克，煎水沖洗陰道後，用消毒棉球蘸取1.0克止帶散粉末送入陰道達子宮頸部位，每日換藥1次，2週為一療程，用藥期間停止性生活。請在有經驗的醫師指導下應用。

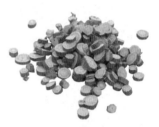

甘草

【功用】治糜湯疏肝補腎，利濕清熱；治糜止帶散清火燥濕，袪腐生肌。

❸抗宮炎湯

【組成】內服抗宮炎方：黃柏、車前子（另包）、澤瀉、柴胡、白朮（或蒼朮）、赤芍、牛膝各10克，蒲公英、白花蛇舌草、茯苓各15克，甘草6克。外治方：黃柏、苦參、蒼朮、蛇床子、白花蛇舌草各10～15克。

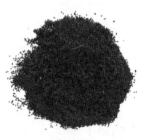

車前子

【用法】內服方每日1劑，水煎分早、晚2次服，10日為1療程；外用方每日1劑，水煎，趁熱先熏後坐浴，每次20分鐘，每日2次。內服連用2～4療程，重者6療程，外洗連用1～2療程，重者3療程。

【功用】健脾調肝，清熱利濕。

【主治】慢性子宮頸炎，子宮頸糜爛，肥大，白帶量多等。

【加減】脾虛生濕加太子參、淮山藥、薏米；熱毒盛者加天葵子、

紫花地丁；腎虛血熱加丹皮、生地。

藥膳療法

❶山藥黃柏粥

【原料】鮮山藥100克（或乾山藥30克），芡實、車前子各15克，黃柏、白果仁各10克，黃米100克，紅糖適量。

【製作】先將山藥、黃柏、芡實、車前子煎煮，去渣取汁，加入白米、白果仁煮成粥，調入紅糖即成。每日2次，空腹熱服。

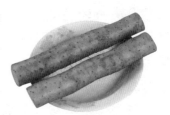

鮮山藥

【功效】健脾固沖，清熱利濕。適用於帶下色黃、其氣腥穢。

❷白蘭花瘦豬肉湯

【原料】鮮白蘭花30克，瘦豬肉150～200克。

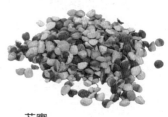

芡實

【製作】將上2味放入鍋內，加清水適量置火上燉成湯即可。飲湯，食肉。每日2次。

【功效】滋陰，化濁。適用於婦女白帶過多、男子前列腺炎等。

❸冰糖冬瓜子湯

【原料】冰糖、冬瓜子各30克。

【製作】將冬瓜子洗淨搗碎末，加冰糖，沖開水1碗放存陶瓷罐裡，用小火隔水燉。飲服。每日2次，連服5～7日。

【功效】補中益氣，清熱利濕。適用於濕毒型帶下病。

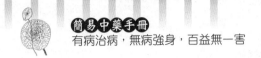

針灸療法

【方一】

取穴：三陰交（雙）。

方法：局部常規消毒後，取1.5寸長的毫針，針尖向上斜刺，進針深度為1～1.2寸，捻轉得氣後留針20～30分鐘，每隔5～10分鐘行針1次。行中刺激，用平補平瀉法。每日1次，10次為1個療程。

【方二】

取穴：三陰交、足臨泣、中崑崙、陰脈、子宮穴、陽蹺、足太陽。

方法：每次取2～3穴，不必全取。局部常規消毒後，取1寸長的毫針直刺，捻轉得氣後留針30分鐘，每隔5～10分鐘行針1次。行中刺激，用瀉法或平補平瀉。每日1次，10次為1個療程。

拔罐療法

【方一】

取穴：腎俞、白環俞、次髎、帶脈、歸來。濕熱型配陰陵泉、三陰交、行間；寒濕型配關元、足三里、氣海、陽陵泉。

方法：按證施術。濕熱型用刺絡拔罐法，或針刺後拔罐法；寒濕型用單純拔罐法，或留針拔罐法、薑汁罐法、罐後加溫灸。均留罐15～20分鐘，每日或隔日1次，10次為1個療程。

【方二】

取穴：帶脈、三陰交。白帶配關元、陰陵泉、隱白、丘髎；黃帶配陰谷、隱白、大赫、氣海；赤白帶配氣海、關元、上髎。

方法：除隱白外，均用針刺後拔罐法，先針刺（白帶用補法，黃帶用瀉法，赤白帶用平補平瀉法），刺後拔罐15～20分鐘。如為

白帶，罐後加灸。隱白只針刺不拔罐，每日或隔日1次，10次為1個療程。

【方三】

取穴：小腸俞、次髎、帶脈、關元。濕熱型配三陰交、陰陵泉；寒濕型配腎俞、命門；陰癢配蠡溝。

方法：採用留針拔罐法，留罐20分鐘。寒濕型者罐後加溫灸3～5壯。每日或隔日1次，5次為1個療程。

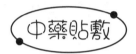

中藥貼敷

【方一】

黃柏7.5克，炒蒲黃3克，五倍子7.5克，冰片1.5克。共研末備用。先用1％茵陳煎劑沖洗陰部並拭乾，再將上藥末撲撒於子宮頸糜爛處，以覆蓋糜爛面為準。隔日上藥1次，10次為1療程。

治療重度子宮頸糜爛，帶下量多，腥臭異常，或黃或白，陰癢或痛。

【方二】

硼砂5克，樟腦2克，冰片1克，青黛5克，元明粉5克，黃柏3克，象皮0.5克。分別研碎，過篩混合，紫外線照射消毒，放置瓶內備用。上藥前先沖洗陰部，擦淨陰道分泌物，用竹板將上藥1克撒布於子宮頸及陰道後穹窿，隔日上藥1次，5日為1療程。

治療輕度子宮頸糜爛，帶下淋漓不斷，或黃或白，黏稠臭穢，陰部灼熱等症。

●●● 子宮頸糜爛注意事項 ●●●

❶子宮頸局部治療或上藥後，應保持局部清潔透氣，並暫時禁止性生活。

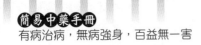

❷加強個人衛生，尤其是經期、孕期、產褥期衛生。性生活前後應清洗陰部，男方亦要清洗外陰部。

❸避免早婚、早孕、多孕、多產。提倡計劃生育，晚婚晚育。

❹防止產傷，產後有子宮頸裂傷者應及時修補。

❺做好避孕工作，減少人工流產手術次數。

❻本病久治不癒，可到醫院作冷凍、鐳射、電燒灼等治療。並定期到醫院作內視鏡檢查，早期發現，早期治療。

九、產後缺乳

　　產後缺乳是指產婦在產後2～3日內以至半月或整個哺乳期內，乳汁分泌甚少或根本沒有乳汁分泌，不足以或不能用母乳哺育嬰兒。這些主婦乳房柔軟，不脹不痛，或乳房脹滿，乳腺成塊，但擠不出多少乳汁或根本無乳汁可擠。

　　中醫稱產後缺乳為乳汁不行，常食用南瓜子、花生米、豬蹄、綠豆、紅糖、木瓜、冬瓜子等催乳。

中醫方劑

❶益氣通乳湯

【組成】野黨參、黃耆、王不留行各15克，當歸12克，麥門冬、天花粉、陳皮各9克，穿山甲6克，通草3克，豬蹄2個。

【用法】水煎服，每日1劑，日服2次。

【功用】補氣養血，通絡催乳。

【方解】方中黨參、黃耆補氣養血；當歸活血補血；麥門冬、花粉滋陰養胃；陳皮理氣健脾；穿山甲、通草、王不留行活血通絡下乳；豬蹄為血肉有情之品，能填腎精、滋胃液、通乳。本方以補氣養血為主，氣血旺盛，能化生乳汁，再輔以通乳之品，乳汁當如湧泉。

❷疏肝通乳湯

【組成】當歸、穿山甲、漏蘆、麥門冬各9克，白芍、柴胡、川芎、青皮各6克，薄荷4.5克，王不留行、瓜蔞各15克，皂角刺3克。

【用法】水煎服，每日1劑，日服2次。

【功用】疏肝解鬱，通絡下乳。

【方解】方中以當歸、川芎、白芍養血活血；柴胡、青皮疏肝理氣；穿山甲、漏蘆、王不留行活血通經下乳；瓜蔞、皂角刺寬胸散結消腫。本方用於肝鬱氣滯引起的乳汁不通，最為對證之方。

❸加減湧泉散

【組成】生黃耆、當歸各30克，穿山甲、白朮各10克，王不留行12克，廣陳皮、漏蘆各6克，通草5克。

【用法】水煎服，每日1劑，日服2次。如以豬蹄煮湯煎藥，其效更顯。

【功用】大補氣血，疏通經脈。

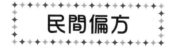

民間偏方

【方一】

　　兔耳1對，黃酒適量。將兔耳置瓦上焙黃，研為細末。每次9克，黃酒送服，1日1～2次。甚效。

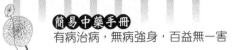

【方二】

生黃者30克，當歸15克，白芷3克，通草6克，好紅花0.9～1.5克。用豬蹄1對煮湯，吹去浮油。煎藥1大碗。飲之，以被覆面而睡即有乳。

【方三】

鮮蝦500克，去皮鬚足用肉，不限多少，淨瓷器搗爛。陳酒熱服，盡量飲之，少時有乳再用豬蹄湯飲之。日飲幾次，乳如湧泉，屢試如神。蝦只用1次，豬蹄湯可以長服。

藥膳療法

❶ 催乳鯉魚湯

【原料】鯉魚1尾，豬蹄1隻，通草10克，蔥白少許。

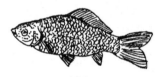

鯉魚

【製作】將鯉魚去鱗、鰓及內臟，洗淨粗切；豬蹄去毛、洗淨，剖開備用。將鯉魚、豬蹄、通草和蔥白一起放鍋內，加水適量，上火煮至肉熟湯濃即可。飲湯，食肉。日服2次，每次喝湯1小碗。服後2～3天即可見效。

【功效】通竅催乳。適用於產後乳汁不下或乳少。

❷ 豬蹄粥

【原料】豬蹄1～2隻，通草3～5克，漏蘆10～15克，白米100克，蔥白2根。

【製作】先把豬蹄煎取濃湯，再煎通草、漏蘆取汁；然後用豬蹄湯和藥汁同白米煮粥，待粥將熟時，放入蔥白稍煮即可。每日2次，溫熱食。

【功效】通乳汁，利血脈。適用於產後無奶、乳汁不通。

❸鯉魚歸耆湯

【原料】鯉魚1尾（約500克），當歸15克，黃耆50克，白糖適量。

【製作】將鯉魚宰剖後，去鱗及內臟洗淨，入砂鍋內。加清水適量，下當歸、黃耆、白糖放火上煮，待魚肉熟爛即可。食魚，喝湯。

【功效】補脾健胃，下氣通乳，消腫補血。適用於產後乳汁少，貧血、食欲不振等症。

拔罐療法

【方一】

取穴：膻中、乳根、通里、肩井。氣血雙虧型配足三里、三陰交、脾俞、公孫；肝鬱氣滯型配列缺、後溪、肝俞、期門。

方法：氣血雙虧型，主穴用單純拔罐法；配穴於拔罐後加溫灸或用留針拔罐法（其中公孫、列缺只針不拔罐）。肝鬱氣滯型，主穴用單純拔罐法；配穴先用三棱針點刺，然後拔罐。均留罐15～20分鐘，每日或隔日1次。

【方二】

取穴：膻中、少澤、足三里、三陰交。

方法：用針刺後拔罐法（少澤只針不拔罐）。拔罐前先用毫針刺（胃氣不足者用補法，肝氣鬱滯者用平補平瀉法），針後拔罐，留罐15～20分鐘，隔日1次。

針灸療法

【方一】

取穴：足臨泣、太沖。

方法：局部常規消毒後，取1寸長的毫針直刺，刺入深度為0.5

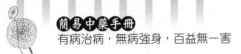

寸。捻轉得氣後留針15～30分鐘，每隔5～10分鐘行針1次。實證行中刺激，用瀉法；虛證行輕刺激，用補法。每日1次，7次為1個療程。

【方二】

取穴：肝穴、脾穴。

方法：局部常規消毒後，取0.5寸毫針淺刺0.2～0.3寸深，捻轉得氣後留針20分鐘，每隔5分鐘行針1次。行中刺激，實證用瀉法，虛證用補法。每日1次，7次為1個療程。

●●● 產後缺乳注意事項 ●●●

❶首先應給患者適當增加營養，由於嬰兒所需的能量全部來源於母乳，因此乳母的膳食應該特別調理，鼓勵產婦多喝湯，使乳汁的分泌增加。

❷情緒保持樂觀，不應埋怨焦急，可試用食療或服中藥催乳。

❸授乳方法不正確有時也可能導致缺乳，例如哺乳次數過少，乳汁排空不夠時，乳汁的進一步分泌就會受到影響，有可能產生繼發性的缺乳。因此應增加授乳次數與時間。

十、不孕症

在未避孕的情況下，夫婦同居1～3年而未懷孕者稱為不孕症。

上述期間從未懷孕者稱為原發性不孕症，曾有妊娠史而又連續3年未孕者稱為繼發不孕症。女性不孕症的原因有：排卵功能障礙，宮腔黏連，子宮內膜異位、子宮肌瘤、輸卵管炎和免疫性不孕等。

中醫方劑

❶排卵湯

【組成】柴胡6克，白芍、赤芍、澤蘭、益母草、雞血藤、淮牛膝、劉寄奴、蘇木、生蒲黃、女貞子、覆盆子、菟絲子、枸杞各10克。

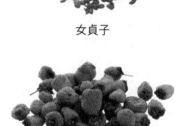

女貞子

覆盆子

【用法】採用週期服藥法，以建立正常月經週期或不干擾正常月經週期。每月6～9劑藥，分2次服完。

❶月經期服藥：月經第一天開始，連服3劑或4劑。

❷中期服藥：月經第13天開始，連服3劑或4劑。

如果患者月經後錯、稀發或閉經，則採用服藥3劑，停藥7天，再服3劑。以後停藥7天再服。同時配合測基礎體溫，如果基礎體溫超過36.6℃，連續3天就停藥。等月經來潮後，再按第一種方法服藥；如果不來月經，仍按基礎體溫的測定進行服藥。

如果基礎體溫連續上升15～20天，有可能是懷孕，即到門診化驗，如為妊娠則服保胎藥，以預防流產。

❷溫腎種子湯

【組成】艾葉、川斷、狗脊各12克，香附、當歸、川芎、吳茱萸、烏藥各9克，熟地黃、赤芍、黃耆、桑寄生各15克，肉桂6克，小茴

香4克。

【用法】水煎服，每日1劑，早晚各溫服1次。

【功用】益腎暖宮，溫經散寒。

【方解】方中用四物湯加黃耆養血益氣調經，香附理氣和血調經，寄生、川斷、狗脊溫養肝腎、調補沖任，更以吳茱萸、肉桂、艾葉、小茴香、烏藥等品暖寒水以溫養督脈。全方既溫養先天之腎氣以化精，且又培補後天益氣生血，使精充血足，沖任脈通，胎孕乃成。本方適宜於腎陽虛衰，胞宮寒冷所致不孕症。

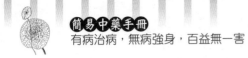

藥膳療法

❶附子山藥羊肉湯

【原料】熟附子、山藥、當歸各10克，鮮羊肉100克，薑、蔥、鹽各適量。

【製作】將鮮羊肉洗淨，切小塊，加入熟附子、山藥、當歸一同燉湯，肉熟後加薑、蔥、鹽調味即可。吃肉，喝湯。於月經前服食，每日1劑，連服5～7日。

【功效】適用於腎虛型不孕症。症見月經量少、經期延長、經色暗而質清、腰膝痠軟、下腹冷墜、白帶清稀。

❷益母草元胡雞蛋湯

【原料】益母草30～60克，元胡20克，雞蛋2顆。

【製作】將益母草、元胡與雞蛋同煮，雞蛋熟後去殼，再煮片刻去藥渣。吃蛋喝湯，每天1次，月經前連服5～7天。

【功效】適用於血虛型不孕症。症見月經錯亂、經期腹痛拒按、經血暗黑有塊。

針灸療法

【方一】

取穴：湧泉、然谷。

方法：局部常規消毒後，取1寸長的毫針直刺0.8寸深，捻轉得氣後留針30分鐘，每隔5～10分鐘行針1次。行中刺激，虛證用補法，實證用瀉法。每日1次，10次為1個療程。

【方二】

取穴：肝、腎。

方法：局部常規消毒後，取1寸長的毫針直刺，捻轉得氣後留針10分鐘，每隔5分鐘行針1次。行中刺激，用平補平瀉法。每日1次，10次為1個療程。

【方三】

取穴：三陰交、湧泉、子宮穴。

方法：局部常規消毒後，取1寸長的毫針直刺0.5～0.8寸深。捻轉得氣後留針30分鐘，每隔5～10分鐘行針1次。行中刺激，實證用瀉法，虛證用平補平瀉法。每日或隔日1次，10次為1個療程。寒凝胞脈者則針後加溫灸。

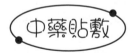

中藥貼敷

【方一】

赤芍130克，大黃20克，透骨草、桂枝各60克，小茴香50克，川烏、吳茱萸各30克，共研為細末，置於盆中，加米酒和醋各100CC左右，浸透後拌勻，裝入布袋中，放入蒸籠蒸透。取出後，用乾毛巾包裹後置於小腹部熱敷1小時，待溫度下降時，可在藥袋上放一熱水袋加熱，以小腹部微見出汗為佳。每晚1次，每次再用時，可加酒、醋適量。每袋藥可連用15日。該法具有溫經散寒，活

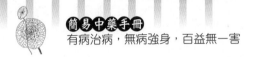
血化瘀，疏通經脈的功效，佐以米酒和醋，有助於藥物滲透，加強藥力的功效。

【方二】

取關元穴，再取中藥生附子30克、透骨草60克、赤丹參120克、吳茱萸50克、小茴香50克、芒硝60克、路路通30克、桂枝60克、艾葉30克，將上藥用米酒浸透、拌勻，裝入20公分×8公分的布袋內，置於蒸籠中蒸煮1小時。取出後用乾毛巾包裹，並置於關元穴上，以熱水袋保溫熱敷60分鐘，以下腹部微見出汗為佳。於經來的第一日開始放置，每晚1次，連續放置15日。3個月為1療程。

※按摩療法※

按摩療法

【按摩穴位】

主穴取下脘、氣海、三陰交、足三里、中脘穴；配穴取大腸俞、支溝、支正、八髎穴。

【按摩手法】

❶重點揉氣海、天樞、中脘、下脘穴。

❷將空心拳叩於患者臍上，用五指及掌根力，輕揉微按。揉時以順時針方向旋轉，掌心不貼於臍部，轉動50圈即可。

❸雙手拇指指腹點揉三陰交穴，先點後揉，力量要緩，揉20圈後，用雙手拇指或中指點足三里穴，點住不動，內力上送，一聽腹鳴，二看面色發紅。

●●● 不孕症注意事項 ●●●

❶不孕症的原因較多，應到醫院作必要檢查，以針對病因進行治療。

❷解除不必要的精神緊張，要知道受孕需要一個輕鬆、愉快的心理環境。求子心切，適得其反。

❸不孕症夫婦應雙方均檢查，查找原因，必要時雙方同時治療。

❹除肥胖婦女外，應加強營養，適當休息，加強鍛鍊，增強體質，而促進受孕。

十一、陰道炎

陰道炎是婦科最常見的疾病之一，由於致病的原因不同，臨床上可分為：滴蟲性陰道炎、黴菌性陰道炎、老年性陰道炎、病毒性陰道炎、阿米巴性陰道炎等。最常見的是滴蟲性陰道炎和黴菌性陰道炎。

中醫方劑

❶袪滴靈湯

【組成】五倍子、石榴皮、蛇床子、白蘚皮、黃柏各24克，枯礬6克。

【用法】每日1劑，水煎。熏蒸、坐浴和沖洗外陰、陰道15分鐘。每日2次，連用6天為1療程。

【功用】主治滴蟲性陰道炎。

【臨床報導】用此方治療滴蟲性陰道炎患者48例，痊癒45例，好轉

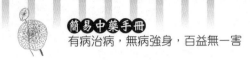
3例。均治療1～2個療程。

❷苦參百部湯

【組成】龍膽紫、苦參各15克，百部、枯礬、黃柏、川椒各10克。

【用法】將上藥水煎後，加入豬膽2個，趁熱先熏後洗陰癢處。

【功用】主治滴蟲性陰道炎。

❸蛇床子黃柏湯

【組成】蛇床子、百部、苦參、白蘚皮、鶴虱、公英、地丁、黃柏各30克，川椒15克，枯礬10克。

【用法】將上藥濃煎成500CC藥液作為陰道沖洗液，每日1次，每6次為1療程。

❹金銀花湯

【組成】制蒼朮、金銀花、白蘚皮、蛇床子、白芷各15克，黃柏、荊芥各10克。

【用法】每日1劑，水煎服。並用苦參30克，百部、蛇床子各15克，椒目、生甘草各10克，水煎取液，坐浴（或沖洗陰道），每次10～15分鐘，每日1～2次。均每日1劑。7日為1個療程。療程間隔2日。

【功用】主治滴蟲性陰道炎。

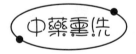

【方一】

蒼耳草60克，狼毒草20克，苦楝皮30克，蒲公英60克。水煎取汁，趁熱先熏陰部，待藥液變溫後再洗陰部，1日2次，10天為1療程。

治療滴蟲性陰道炎，陰部瘙癢，帶下量多，且有泡沫，陰部灼熱，性交疼痛。

【方二】

半枝蓮、野菊花、紫花地丁、蛇床子、苦參、絲瓜葉各30克。煎水熏洗，方法同上。

治療老年性陰道炎，帶下如黃水，陰道乾澀、瘙癢。

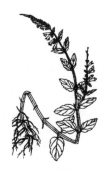

半枝蓮

【方三】

狼毒、苦參、蛇床子、地膚子、金銀花、黃柏各30克，加水煎成1500～3000CC，去渣後加入冰片3克，枯礬3克，待溫後外洗陰部。每日2次，每次30～40分鐘，7天為1療程。

治療滴蟲性陰道炎、黴菌性陰道炎，陰部瘙癢，帶下色黃或白，量多，有腥臭味。

中藥貼敷

【方一】

狼牙（即仙鶴草根芽）適量，洗淨，晒乾，剪碎，加水煎煮，濃縮為每CC含生藥1克的湯劑，裝瓶高溫消毒備用。用時擦淨白帶，用浸泡過上藥的帶線消毒棉球塞於陰道內，保留12小時，1日1次，7天為1療程。

治療滴蟲性陰道炎、黴菌性陰道炎，陰癢，帶下量多，色黃黏稠，腥臭難聞。

【方二】

蛇床子、百部、白蘚皮、苦參、地膚子、黃柏、紫槿皮各30克，龍膽草、川花椒、蒼朮、枯礬各10克。加水2000～2500CC煮10～15分鐘，用帶線如核桃大消毒棉球，吸飽藥液，於睡前塞入陰道內，次晨取出，1日1次，10次為1療程。

治療老年性陰道炎，陰癢，陰道灼熱、乾澀，帶下色黃。

【方三】

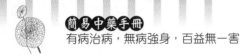

　　烏梅30克，大蒜頭15克，石榴皮15克，檳榔30克，川椒10克。共研細粉，裝膠囊備用。蛇床子、苦參、百部、地膚子、白蘚皮各15克，明礬10克，加水2000CC，煮沸15分鐘，去渣留汁，先趁熱熏洗，待水溫後再坐浴。坐浴後將裝有藥粉的膠囊納入陰道。每日1粒，7天為1療程。

　　治療黴菌性陰道炎，外陰瘙癢，白帶如豆腐渣或水樣。

●●● 陰道炎注意事項 ●●●

　　❶注意個人衛生，經常換洗內衣、內褲，並煮沸曝晒，以防自身反覆感染。

　　❷應有專用的洗外陰的盆和毛巾，並經常煮沸消毒，放在日光下曝晒。

　　❸宜淋浴，不宜盆浴；宜蹲式廁所，不宜坐式廁所。大小便後應從前向後擦。

　　❹被褥要經常晾晒。

　　❺定期檢查，做到早發現，早治療。

　　❻滴蟲性陰道炎治療期間，應避免性交，而且男方要同時治療。

　　❼老年期陰道炎患者應穿柔軟、舒適、透氣好的全棉內褲，不要用鹼性肥皂、高錳酸鉀溶液等含藥溶液清洗外陰部，用清水洗外陰時不要洗陰道裡面。

　　❽停經期婦女預防老年性陰道炎，可口服尼爾雌醇2.5毫克，每日1次，連用3～6個月。

十二、妊娠嘔吐

　　妊娠嘔吐，又稱為早期妊娠中毒症。是指婦女在受孕一個半月後出現的噁心嘔吐等症狀。常伴有擇食、食欲不振、頭暈、倦怠等症狀，甚者發生營養不良或嚴重酸中毒。

　　本病的發生主要由於受孕之後，經氣較盛，或脾虛生痰，情懷不暢，胃失和降等所致。此症狀發生噁心、嘔吐多是清晨空腹時較重，但對生活和工作影響不大，不需特殊治療，一般到3個月左右自然消失。如果反應較重，持續噁心，嘔吐頻繁，甚至不能進食，則稱為妊娠劇吐。

　　其發生原因尚不十分清楚，多見於精神過度緊張、神經系統不穩定的年輕初孕婦。有人認為這是大腦皮質與皮質下中樞功能失調，致使丘腦下植物神經功能紊亂，或脾陽素虛，痰濕偏盛，妊娠後沖氣挾痰濁上逆而引起。因而沖氣上逆，胃失和降是本病的基本病機，應隨證治療。

中醫方劑

❶白朮桔紅湯

【組成】炒白朮15克，桔紅、當歸、炒香附、厚朴、竹茹、白參、沙參、石斛、生薑各10克，甘草、砂仁各5克。

【用法】每日1劑，水煎服。

【功用】理氣化痰，降逆止嘔。主治妊娠嘔吐。

❷半夏乾薑湯

【組成】半夏12克，乾薑、黃芩、黨參各10克，黃連、甘草各6克，紅棗4枚。

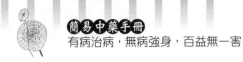

【用法】每日1劑，水煎服，早晚分服。

【功用】溫胃止嘔，補中益氣。主治妊娠嘔吐。

【加減】火盛者，重用芩、連；痰涎多者，重用薑夏；脾不虛者，去黨參；劇吐傷陰者，黨參易沙參。

❸乾薑黨參半夏湯

【組成】乾薑6克，黨參10克，半夏6克。

【用法】每日1劑，水煎。服藥時取生薑汁10滴於藥中，頻服。

【功用】主治妊娠嘔吐。

❹半夏茯苓湯

【組成】半夏9克，茯苓6克，杭菊9克，川連3克。

【用法】每日1劑，水煎服。

【功用】主治妊娠嘔吐。

❺太子參遠志湯

【組成】太子參9克，遠志3克，酸棗仁6克，菟絲子9克，麥門冬10克，炒杜仲12克，烏梅肉3克，山萸肉6克，砂仁1.5克，薑竹茹10克。

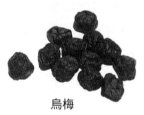

烏梅

【用法】每日1劑，水煎服。

【功用】益氣養血，和胃降逆。主治妊娠嘔吐。

民間偏方

【方一】

　　芫荽（香菜）250克，蘇葉、藿香各10克，砂仁6克，加水煮湯，在屋內熏蒸，每日1～2次。

【方二】

　　按壓內關穴（位於手臂內側，腕上2寸，兩筋之間）及足三里

穴（位於外膝眼直下3寸，脛骨外緣1橫指處）。每次3～5分鐘，每日2次，連用7日。

【方三】

　　艾葉250克，蒼朮30克，揉碎，用細麻紙卷緊成條狀，點燃後灸中脘穴（位於臍上4寸處）、內關穴、足三里穴，灸至局部皮膚潮紅發熱為準。艾卷應離皮膚1寸左右，注意不要灼傷。

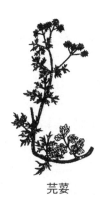

芫荽

藥膳療法

❶黃花魚燉蒜頭

【原料】黃花魚150克，大蒜頭30克。

【製作】將黃花魚切成塊，大蒜頭切片，入鍋內加水750CC，用小火煮至黃花魚熟透即可。飲湯食魚肉。

【功效】補中益氣，溫胃止嘔。適用於妊娠惡阻，及妊娠中毒症。

❷黃花椰菜炒黃瓜

【原料】黃花椰菜15克，黃瓜150克，生油12克。

【製作】黃瓜切成塊，黃花椰菜漂洗乾淨。將鍋放在爐火上，倒入生油燒至九分熟時，速放入黃花椰菜、黃瓜，快速翻炒至熟透時調味。

【功效】補虛養血，利濕消腫。適用於妊娠惡阻。

❸麥門冬粥

【原料】鮮麥門冬汁50CC，鮮生地汁50CC，生薑10克，薏米15克，白米50～100克。

【製作】先將薏米、白米及生薑煮熟，再下麥門冬與生地汁調勻，煮成稀粥。空腹食。每日2次。

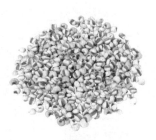

薏米

【功效】安胎，降逆，止嘔。適用於妊娠惡阻、嘔吐不下食。

拔罐療法

【方一】

　　取穴：大椎、胃俞、厥陰俞、中脘。

　　方法：採用單純拔罐法，或刺絡拔罐法。留罐15～20分鐘，每日1次。

【方二】

　　取穴：脾俞、三焦俞、期門、章門、建里。

　　方法：採用單純拔罐法，或針刺後拔罐法。每次選用3～4個穴位，留罐15分鐘。每日1次，5次為1個療程。

【方三】

　　取穴：分兩組：一為上脘、中脘、下脘。二為建里、水分、日月。

　　方法：採用單純拔罐法，每次選用1組穴，交替使用。留罐15～20分鐘，每日1次。

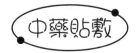

【方一】

　　生薑6克，烘乾，研為細末，過篩，以水調為糊狀，敷內關穴，外用傷濕止痛膏固定。適用於各種妊娠嘔吐。

【方二】

　　吳茱萸3克，肉桂5克，共研細末，用食醋調為糊狀，外敷足底湧泉穴，紗布和膠布固定。

　　適用於妊娠嘔吐，失眠。

【方三】

患者服藥或進食後，用冷水浸過的濕毛巾外敷頸部和胸部，以防止嘔吐。

適用於妊娠惡阻，食入即吐，服藥亦吐者。

●●● 妊娠嘔吐注意事項 ●●●

❶很多中、西藥對胎兒有影響，因此孕婦不能隨意服藥。

❷妊娠早期婦女患病後，以外用藥物為主，盡量少用內服藥物，這樣更為安全可靠。

❸懷孕初期大多有噁心嘔吐的表現，只要不嚴重，可以不治療，過一段時間會自癒。

❹嚴重嘔吐者，因營養不良會影響胎兒的正常發育和孕婦的水電解質平衡，可到醫院輸營養液治療。

十三、子宮脫垂

子宮脫垂是指子宮位置低於正常，輕者子宮頸仍在陰道內，重者子宮全部脫出陰道外的病症，主要原因是支托子宮的韌帶、肌肉、筋膜鬆弛所致。

生產時子宮口未開全而過早用力、產傷未及時修補、產後過早開始從事重勞力工作、老年性組織萎縮和長期腹腔壓力增加（如慢性咳嗽等），都能引起子宮脫垂。

中醫認為本病發生主要是由於中氣不足或腎氣虧損，沖任不

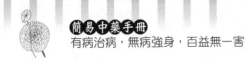

固，帶脈失約所致。如《婦人良方大全》云：「婦人陰挺下脫，或因胞絡傷損，或因數臟寒虛冷，或因分娩用力所致。」此外，慢性咳嗽、便祕、年老體衰等，也易發生。

　　臨床根據子宮脫垂程度，分為三度。第Ⅰ度：子宮頸下垂到坐骨棘水平以下，但不超越陰道口。第Ⅱ度：子宮及部分子宮體脫出於陰道口外。第Ⅲ度：整個子宮體脫出於陰道口外。

中醫方劑

❶補腎固宮湯
【組成】益母草30克，枳殼20克，巴戟天12克，當歸、升麻各9克，黨參、炒白尤、生黃耆、炙黃精、炙龜板、紅棗各15克。

【用法】每日1劑，水煎，分2次服。

【功用】主治子宮脫垂。

❷白胡椒溫脾散
【組成】白胡椒、制附片、肉桂、黨參各20克。

【用法】以上5味共研細末，加紅糖60克，和勻分成30包，每日早晚空腹服1包，開水送下，服前先飲少量黃酒或1小杯米酒。15天為1療程。

【功用】升提固脫，溫補脾腎。主治子宮脫垂。

【加減】對於病情重者，可兼用五倍子、椿根白皮各100克，煎湯趁熱熏洗，以加強收斂固脫之效。

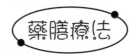

❶升麻黃耆燉雞肉
【原料】升麻9克，黃耆15克，雞肉250～300克。

【製作】將雞肉洗淨、切塊裝入大燉盅內。升麻、黃耆洗淨後用

乾淨紗布包好，放入雞肉內。加水300～500CC，上籠蒸至雞肉熟爛，去紗布包。食肉，喝湯。

【功效】補益氣血，升提陽氣，適用於子宮脫垂症。

❷黃耆甲魚湯

【原料】黃耆60克，甲魚1000克，低納鹽、黃酒適量，生薑少許。

【製作】黃耆洗淨，濾乾；甲魚活殺，洗淨，每隻甲魚切成四大塊，與黃耆同放入砂鍋內，加冷水浸沒，用大火燒開，加鹽1匙、黃酒2匙、生薑3片，改用小火慢燉2小時。吃魚喝湯，每月2次，每次1小碗。黃耆味甜，咬嚼後再棄渣，分2～3天吃完。過夜必須燒開，以防變質。

【功效】滋補肝腎，補益元氣。適用於肝腎不足、氣虛體弱、子宮脫垂等。

針灸療法

【方一】

取穴：子宮穴。

方法：局部常規消毒後，取1寸長的毫針直刺，作小幅度捻轉得氣後留針10分鐘，每隔5分鐘行針1次。行輕刺激，用補法或針後加灸。每日1次，10次為1個療程。

【方二】

取穴：①子宮穴、太沖、照海。②太溪、公孫、行間、湧泉。

方法：上列二方，隨證選用。局部常規消毒後，取1寸長的毫針直刺，小幅度捻轉得氣後留針30分鐘，每隔5～10分鐘行針1次。行輕刺激、用補法。每日1次，10次為1個療程。

【方三】

取穴：足三里、三陰交、湧泉、公孫。

方法：局部常規消毒後，取1～1.5寸長的毫針直刺，小幅度捻

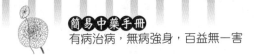

轉得氣後留針30分鐘，每隔5～10分鐘行針1次，行輕刺激、用補法。每日或隔日1次，10次為1個療程。

拔罐療法

【方一】

取穴：氣海、關元、中極、歸來。配穴：百會。

方法：主穴採用單純拔罐法，或針刺後拔罐法、閃罐法，留罐20分鐘，或閃罐15～20下；配穴艾灸3～5壯（不拔罐）。每日或隔日治療1次，5次為1個療程。

【方二】

取穴：主穴：分兩組。一為氣海、大赫、維道、子宮；二為身柱、脾俞、命門、腎俞。配穴：百會。

方法：主穴採用單純拔罐法，或留針拔罐法，每次任選用1組穴，留罐15～20分鐘；配穴艾灸3～5壯。每日或隔日治療1次，5次為1個療程。

【方三】

取穴：主穴神闕、氣海、中極、歸來。配穴：百會。

方法：主穴先拔罐20分鐘，起罐後隔藥艾灸3～5壯。隔藥灸方法為用黃耆30克，升麻15克，枳殼10克，柴胡5克，共研細末。每穴位取藥末5克置於皮膚上（藥層面積應略大於艾炷），將艾炷放置藥層上，點燃灸3壯。配穴只灸不拔罐。每2～3日治療1次，5次為1個療程。

●●● 子宮脫垂注意事項 ●●●

❶患者要加強體能鍛鍊，增強體質，注意月經期、生育期衛生。

❷避免超重工作和長期蹲、站位工作。

❸如有慢性咳嗽或便祕要積極治療，以減低腹壓。

❹節制性生活，並注意避孕，以減少生產和流產的次數，是預防本病的重要措施。

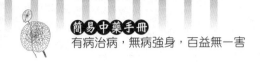

第三章
皮膚科疑難病

一、牛皮癬

牛皮癬又叫銀屑病，是一種常見的皮膚病。病因很複雜，有的認為與病灶感染和某些細菌、病毒有關，有的認為與精神因素有關，還有的認為是一種免疫性疾病等等。其臨床表現多樣，典型皮疹為紅色斑塊，上有鱗屑性損害，治療方法也多種多樣，但尚無肯定根治辦法。

中醫方劑

❶加減清瘟敗毒飲

【組成】水牛角6克（沖），生地、生石膏各30克，丹皮、赤芍、元參、淡竹葉、滑石、金銀花、連翹各10克。

【用法】每日1劑，水煎2次，早晚分服。水牛角研極細末分2次沖服。

【功用】清熱涼血，解毒消斑。

【方解】方中水牛角、生地、丹皮、赤芍清熱涼血，化斑解毒；生石膏、知母瀉中焦之熱，竹葉、金銀花、連翹散上焦之毒；元參配生地涼血且補灼傷之陰津；滑石一味，利下焦之濕熱，且引邪出於下竅，共成清熱涼血，解毒消斑之方。

【加減】如熱毒過盛，皮膚潮紅，斑疹紫赤，加地丁草10克，大青葉15克，紫草12克，茅根30克；肢體腫脹或皮疹紅腫加冬瓜皮15克，茯苓皮、大腹皮各10克；如面部紅腫，小便黃赤，加導赤散；風盛瘙癢加白蘚皮15克，荊芥、防風各10克；口乾欲飲，舌苔光剝，加天冬、麥門冬、石斛、花粉各10克。

❷解毒活血湯

【組成】白花蛇舌草、蒲公英、板藍根、蚤休各15克，三棱、莪朮、白蒺藜、龍葵各10克。

【用法】每日1劑，水煎服，日服2次。4週為1個療程，未癒者可再服2～4個療程。

【功用】清熱解毒，活血祛風。

【方解】銀屑病的皮損表現為紅斑持久不退，皮損乾燥甲錯，疊起白屑，故其病機當為毒、熱、風、瘀互結，發於肌膚，治療當以清熱

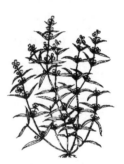

白花蛇舌草

毒、活血祛風為法。用蒲公英、板藍根、蚤休、白花蛇舌草、龍葵清熱解毒；三棱、莪朮活血化瘀；白蒺藜祛風止癢。現代藥理學證實，蒲公英、白花蛇舌草、三棱、莪朮等能改善局部微循環，減輕炎症反應，提高機體的免疫功能，從而達到較好的治療效果。

藥膳療法

❶仙茅菟絲子羊肉湯

【原料】仙茅1.8克，菟絲子15克（布包），當歸9克，羊肉60克，低納鹽適量。

【製作】將仙茅、菟絲子、當歸加水適量，煎煮，取藥汁將羊肉洗淨，切碎，放藥汁裡燉煮，羊肉熟後，加低納鹽調味。吃羊肉，喝湯。每日1次，7日為1個療程。

【功效】調掇沖任，祛風潤燥。適用於牛皮癬。

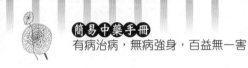
❷.烏梅膏

【原料】烏梅2500克。

【製作】將烏梅加水適量煎煮，去核，濃縮成500克膏狀，裝瓶。每次服10克，每日3次，30日為1個療程。

【功效】適用於牛皮癬。

❸.車前蠶砂薏米粥

【原料】車前子15克，蠶砂9克，薏米30克，白糖適量。

【製作】將車前子布包，與蠶砂同放鍋內加水適量煎煮。棄渣取汁，用藥汁加薏米熬煮成粥，加白糖調勻。每日1次，7日為1個療程。

【功效】清熱解毒利濕。適用於牛皮癬。

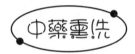

【方一】

側柏葉200克，蘇葉200克，蒺藜秧400克。研成粗末，裝入紗布袋內，加水2500CC，煮沸30分鐘，以軟毛巾蘸藥液溫洗患處。

適用於銀屑病尋常型。

【方二】

蜈蚣5條，烏梢蛇、石榴、紅花、三棱、莪朮、木香各20克，紫草、黃耆、銀花藤各30克，菜油500克。浸泡2小時後，用小火煎熬1小時，紗布過濾取藥液貯瓶備用。每日1～2次，塗於皮損處，再反覆摩擦局部5～10分鐘。1個月為1個療程。

適用於牛皮癬尋常型和關節病型。

【方三】

土槿皮500克（四川產者為佳），榆麵120克，米酒500克。將土槿皮晾乾磨末與榆麵一起浸入米酒中，7天後使用。以消毒藥棉蘸藥酒擦患處，每日3次，1月為1療程。

【方四】

　　枯礬120克，川椒120克，朴硝500克，野菊花250克。加水10升，煮沸過濾，先熏後洗，每日1次。

拔罐療法

【方一】

　　取穴：大椎、陶道、曲池、腎俞、皮損區。

　　方法：先用三棱針點刺或梅花針叩刺，以微出血為準。然後拔罐，留罐10～15分鐘。每日或隔日治療1次，10次為1個療程。

【方二】

　　取穴：皮損區。

　　方法：用梅花針叩刺後拔罐法。留罐10～15分鐘。起罐後，在皮損處四周用毫針向中心斜刺入，留針通電10～15分鐘。隔日治療1次。

針灸療法

【方一】

　　取穴：足三里、三陰交、血海、委中、陰陵泉、復溜、太溪、太沖。

　　方法：每次取3～5個穴位。局部常規消毒後，取1.5寸毫針，快速刺入皮下，進針深度0.8～1寸，用平補平瀉手法，行針2分鐘，得氣後留針30分鐘，每隔5分鐘行針1次。每日1次，10次為1個療程。

【方二】

　　取穴：足三里、三陰交、行間、太沖、內庭、曲池、大椎。

　　方法：每次取3～5個穴位，局部常規消毒後，取1～1.5寸長的

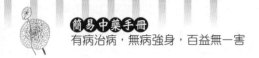

毫針直刺，捻轉得氣後留針30分鐘，每隔5～10分鐘行針1次。行強刺激、用瀉法。針後加艾條溫和灸。每日1次，10次為1個療程。

●●● 牛皮癬注意事項 ●●●

❶預防感冒和感染，避免外傷，避免濫用藥物。
❷保持心情舒暢。
❸適量運動和休息，不斷提高抗病能力。
❹不吃辛辣食物，不飲酒，忌食發物。

二、白癜風

　　白癜風可發於任何年齡，但多見於青年人。損害為局部色素脫失斑，呈乳白色，大小不等，形態不一，邊緣清楚，其內毛髮既可變白，也可正常。在白癜向正常皮膚移行的進展期，邊界不很清楚。壓力、摩擦或過緊的腰帶等機械刺激，日晒和皮膚外傷等局部刺激均可促使白癜出現。

　　在穩定期，白癜停止發展，邊界清楚，邊緣色素反見增加或白癜中間出現圍繞毛孔的島狀色素區。本病可發生於任何部位，多見於面部、頸部、手背等曝露部位及外生殖器。白癜可孤立存在，也可對稱分布，可沿神經節分布而呈帶狀排列，個別泛發全身。

　　本病無自覺症狀，病程緩慢，可持續終身。有的隨季節變化而消失和再現，也有自行消失者。

中醫方劑

❶袪白糖漿

【組成】刺蒺藜、生地黃、丹參、鉤藤各15克，丹皮、赤芍藥、當歸各10克，雞血藤、夜交藤各30克，白糖適量，熬成糖漿或煎服。每日1劑。

　　白癜Ⅰ號糖漿：白芷30克，補骨脂、沙參、防風各15克，白糖適量，熬成糖漿或煎服。

　　白癜Ⅱ號糖漿：丹參、當歸、紅花、雞血藤各10克，白糖適量，熬成糖漿或煎服。

【功用】調和氣血，袪風消白。主治各型白癜風。

❷消斑酊

【組成】烏梅60％，補骨脂30％，毛薑10％，放入80～85％酒精（按照藥物1份，酒精3份比例配製）內浸泡兩週後過濾去渣即可使用。

【用法】用時以棉花或紗布蘸藥塗擦患處，每日次數不限，每次1～5分鐘，搽時用力要勻，覺患處皮膚發熱為準，連續塗擦數日，直至白斑痊癒為止。

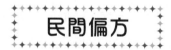

民間偏方

【方一】

　　將黑豆用水泡軟後，用八角茴香和鹽煮熟或炒熟後食用。每日50～90克為宜。

　　治療白癜風，伴有消化不良者。

【方二】

　　將黑芝麻炒熟與鹽共研碎，蘸饅頭或拌粥食之。

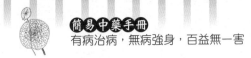
治療白癜風，伴有便祕者。

【方三】

　　每次吃無花果2～3個，每日吃3次。無花果葉洗淨，切細，用米酒浸泡7天，以酒塗擦患處，每日3次。治療白癜風，無其他不適者。

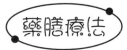

❶沙苑蒺藜豬肝

【原料】沙苑蒺藜60克，豬肝1副。

【製作】將沙苑蒺藜研末；將豬肝煮熟，切片。將豬肝蘸藥末吃。

【功效】適用於白癜風。

❷浮萍黑芝麻丸

【原料】浮萍、黑芝麻各120克。

【製作】將浮萍、黑芝麻共研細末，調成水丸如綠豆大。每次9克，每日3次。

【功效】適用於白癜風。

❸芝麻油飲

【原料】芝麻油10～15CC，米酒10～15CC。

【製作】將米酒送服芝麻油。每日3次，連服2個月以上。

【功效】增膚色，去白癜。適用於白癜風尤其是面部白癜風。

❹烏蛇浸酒

【原料】烏蛇180克，防風、桂心、白蒺藜、五加皮各60克，熟地黃120克，天麻、牛膝、枳殼、羌活各90克，米酒2000CC。

【製作】上藥研粗末，以生絹袋盛、懸於酒罈中，酒浸，罈口封固，7天後飲。每次1小盅，日3次。

【功效】適用於白癜風。

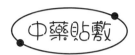

【方一】

密陀僧粉6克，硫磺6克，雄黃6克，雌黃1.5克，白芨9克，麝香0.9克，朱砂6克，白附子15克，冰片0.9克。共研細末。用食醋調擦，每日數次。

【方二】

硫磺、密陀僧、枯礬、雄黃、梅花各3克。共同研成細末，用凡士林調擦患處，每日1次。

拔罐療法

【方一】

取穴：俠下（肱二頭肌外側沿中1/3與下1/3交界處稍上方）。

方法：採用刺絡拔罐法，留罐10～15分鐘。每日或隔日治療1次，5次為1個療程。

【方二】

取穴：皮損區。

方法：先用三棱針由外向內淺刺，以微出血為準，然後拔罐20分鐘，或在皮膚區先塗以骨白酊（補骨脂30克，紅花、白蒺藜各10克，浸於25％或30％乙醇中浸泡7日），然後拔罐15～20分鐘。或拔罐後再塗亦可。每日或隔日治療1次，10次為1個療程。

●●● 白癜風注意事項 ●●●

❶保持情緒穩定、心情舒暢。
❷不要急躁和緊張，保持充足的睡眠。
❸加強營養，多食高蛋白、高熱量飲食。

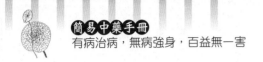
三、神經性皮炎

　　神經性皮炎是一種皮膚神經功能障礙性皮膚病，多見於頸部，易復發。發病時患處有陣發性劇烈瘙癢感，隨後出現密集成群的針頭玉米粒大小的皮色或褐色多角型扁平立疹，皮膚逐漸增厚，形成局限性肥厚斑塊，呈苔蘚樣，除頸部外，也發生於肘、大腿內側、前臂及會陰部。

　　此症多因精神緊張、興奮、憂鬱以及神經衰弱等，致使氣血失調、陰氣耗傷、血虛燥熱；或脾胃濕熱，復感風邪，蘊於肌膚而發病。此病與中醫學上的牛皮癬、攝領瘡相類似，故又稱單純性苔癬。

中醫方劑

❶首烏飲

【組成】首烏15克，丹皮8克，生地12克，熟地、當歸各10克，紅花3克，地膚子、白蒺藜、僵蠶、玄參、甘草各5克。

【用法】水煎服，每日1劑，日服2次。

【功用】祛風涼血，健脾利濕。

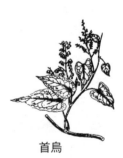

首烏

【方解】方中以地膚子、白蒺藜、僵蠶祛風止癢；首烏、丹皮、生地、當歸、熟地、紅花涼血活血；玄參、甘草健脾利濕，合用共奏祛風涼血、健脾利濕之功。本方適用於神經性皮炎，尤適用播散型損害病例，效果較好。

【加減】瘙癢劇烈、病變擴散、食欲不振者，加蒼朮或焦朮；四肢倦怠、消化不良、脈浮虛者，加白朮；瘙癢過甚、煩躁、睡眠不佳

者，加蛇床子、地骨皮。

❷搜風除濕湯

【組成】全蟲6～12克，蜈蚣3～5條，海風藤、川槿皮、炒黃柏、炒白朮、炒枳殼各9～15克，炒薏米、白蘚皮、威靈仙各15～30克。

【用法】水煎服，每日1劑，日服2次。

【功用】搜內外風，除濕止癢。

【方解】方中全蟲、蜈蚣搜剔深入內外風邪而止癢；白蘚皮、川槿皮、海風藤、威靈仙祛風通絡止癢；炒枳殼、炒黃柏、炒白朮、炒薏米健脾燥濕止痛。本方各藥均為炒用，適用於風濕之邪深入肌膚的慢性瘙癢類皮膚病。

民間偏方

【方一】

芹菜20克，豆腐30克，鹽適量，吃法隨意，每日1次。服用次數視病情而定。

適用於神經性皮炎，病位廣泛，丘疹融合成片，瘙癢難忍者。

【方二】

穿山甲15克，土茯苓30克，鹽適量，煎湯服。每日1劑，連服10天。

適用於神經性皮炎，皮損粗糙、肥厚，皮膚瘙癢者。

【方三】

鴿子1隻，紅棗15枚，髮菜10克，鹽和雞精粉適量。把鴿子洗淨後與紅棗、髮菜共燉熟，調味後服用。每日1劑，連服10天。

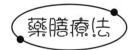

藥膳療法

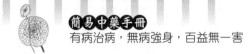

❶ 黃花椰菜棗燉鴿

【原料】鴿子1隻，紅棗15枚，黃花椰菜25克，豬油、低納鹽各適量。

【製作】將鴿子殺死，去毛及內臟，洗淨，切塊，與紅棗同燉，待鴿肉將熟時，放入黃花椰菜煮至鴿肉熟，加豬油、低納鹽調味。佐餐食。

【功效】養血安神，祛風止癢。適用於神經性皮炎。

❷ 芹菜枸杞煮豆腐

【原料】芹菜50克，枸杞15克，豆腐100克，豬油、低納鹽各適量。

【製作】將芹菜洗淨，切碎，與枸杞、豆腐同煮熟，加豬油、低納鹽調味。分1～2次吃。

【功效】清熱平肝，養血潤燥。適用於神經性皮炎。

❸ 馬齒莧金針菇粥

【原料】鮮馬齒莧、金針菇各60克，白米50～100克，紅糖適量。

【製作】將鮮馬齒莧和金針菇洗淨，切碎；白米淘洗乾淨後與鮮馬齒莧、金針菇同入砂鍋，加水適量煎煮，熬至白米八分熟時，放入紅糖，再煮至白米熟爛即成。溫熱食，每日早、晚各1劑，連用10日。

【功效】適用於血熱風盛型神經性皮炎。

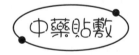

中藥貼敷

【方一】

鮮雞蛋用食用米醋浸泡半月，敲開雞蛋，將蛋白和蛋黃塗於患處，每日3次，多用手指反覆摩擦。對此過敏者停用。

治療神經性皮炎，日久不癒，皮膚粗糙、脫屑、瘙癢者。

【方二】

百部120克，苦參120克，蛇床子60克，雄黃15克，狼毒75克。裝紗布口袋，用3000CC水煮沸30分鐘，用紗布袋熱敷患處，或用熱水浸浴患處。每日2次，每次20分鐘。

治療神經性皮炎，皮膚瘙癢難忍，皮疹廣泛，有血痂或化膿灶。

【方三】

透骨草30克，苦參30克，紅花15克，雄黃15克，明礬15克。加水3000CC，煎至2000CC，反覆洗或熱敷患處。每日3次，每次15分鐘。

治療神經性皮炎，發病初期，以瘙癢為主症者。

【方四】

側柏葉120克，蘇葉120克，蒺藜秧240克。碾粗末，裝紗布袋。用3000CC水煮沸30分鐘。用紗布袋熱敷患處或用熱水浸浴，每日2次，每次20分鐘。

治療神經性皮炎，日久不癒，鱗屑較多，皮膚瘙癢、乾燥。

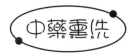

中藥薰洗

【方一】

蛇床子、苦參、牛蒡子、防風、荊芥穗、澤蘭、赤芍、川椒、白蘚皮、鶴虱、生川烏、皂角各15克，丹皮10克，大楓子25克。共研粗末，用紗布包紮好，加水煎煮後，過濾去渣，以藥液趁熱薰洗患處，每次1～2小時，每日2次，直到病癒。

治療神經性皮炎，瘙癢難忍，皮損暗褐者。

【方二】

蒼朮、黃柏、苦參、防風各10克，大楓子、白蘚皮各30克，松香、鶴虱草各12克，五倍子15克。共研細末，用厚草紙卷成藥捻，點燃薰患處，每次15～30分鐘，每日1～2次，直到痊癒。

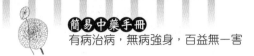
適用於神經性皮炎，皮損色紅，劇癢陣作，伴心煩口渴、夜寐不安等症。

針灸療法

【方一】

取穴：行間、太沖。

方法：局部常規消毒後，取1寸長的毫針直刺，捻轉得氣後留針30分鐘，每隔5～10分鐘行針1次。行強刺激、用瀉法或平補平瀉法。每日1次，10次為1個療程。或針後加用艾條溫灸之。

【方二】

取穴：足三里、三陰交、血海、委中、陰陵泉、復溜、太溪、太沖。

方法：每次取3～5個穴位。局部常規消毒後，取1.5寸毫針，快速刺入皮下，進針深度為0.8～1寸，用平補平瀉手法、行針2分鐘得氣後，留針30分鐘，留針期間，取艾條一根，點燃一端後，懸置於穴位上方距皮膚3公分左右的地方施灸，以穴周圍皮色轉紅並感烘熱而無灼痛為準。每隔5分鐘行針1次。每日1次，10次為1個療程。

●●●神經性皮炎注意事項●●●

❶患者應保持樂觀，心情舒暢，適當休息，勿勞累過度。

❷避免搔抓，防止復發。不要用肥皂熱水洗擦，不要用刺激性藥物洗澡。

❸忌食辛辣、酒和濃茶等刺激性食物。

❹避免衣領的刺激。衣領不要太硬，不要穿由毛織品和化纖品製作的內衣。

❺防止日晒。

四、濕疹

　　濕疹是由多種內外因素引起的一種過敏性炎症的反應性皮膚病，分急性、亞急性、慢性三種。不分男女，任何年齡，任何部位均可能患病。

　　急性濕疹，常見於頭面，耳後，四肢遠端，露出部位，及外陰、肛門等處多對稱分布，表現為紅斑、丘疹、丘皰疹、水皰，密集成群，邊界不清，有奇癢等；亞急性濕疹，多由急性濕疹轉來，皮損炎症較輕，以鱗屑和結痂為主，可有輕度糜爛和瘙癢；慢性濕疹，由亞急性濕疹轉來，病變處皮膚增厚，浸潤，表面粗糙，覆有少量鱗屑，常有色素沉澱，常反覆發作，但皮疹消退後，不留永久性的痕跡。

　　中醫認為是風濕熱侵入肌膚而成。急性、亞急性以濕熱為主，慢性乃因久病耗血所致。

中醫方劑

❶龍番清滲湯
【組成】龍膽草、黃芩、炒山梔各10克，丹皮、苦參、六一散（包）各15克，蚤休、鮮生地、白蘚皮、地膚子各30克，赤芍12克。

【用法】每日1劑，水煎2次，早晚飯後各服1次。如局部皮膚大片潮紅，或外布密集丘疹，紅斑群集成片，灼熱癢劇，可將藥渣煎湯待涼後，用口罩浸透藥液冷濕敷於患處，以清熱燥濕止癢。

【功用】清熱利濕，涼血解毒，佐以祛風止癢。

【方解】本型病機由於濕熱內感，侵及營血，壅搏肌膚而發。故方用龍膽草、黃芩、蚤休、炒山梔、六一散清熱利濕解毒，鮮生地、赤芍、丹皮涼血活血；苦參、白蘚皮、地膚子清熱滲濕，祛風止癢。

【加減】使用本方應證屬濕熱型者方適宜。症見皮損腫脹、潮紅、水皰、糜爛、滲出，並伴有胸悶、納呆、小便短少、大便乾結或溏薄、苔白膩或黃膩、脈滑數等。臨證時，如渴喜涼飲，脈滑數，加生石膏30克，知母10克；瘙癢劇烈加全蠍6克，海桐皮15克；苔黃舌絳，血熱偏盛，加玳瑁10克；大便乾結加生大黃6～9克（後下）；藥後大便溏薄加山藥18克。

❷滋陰除濕湯

【組成】生地30克，元參、當歸、茯苓、澤瀉、地膚子、蛇床子各10克，丹參15克。

【用法】水煎服，每日1劑，分2次服。

【功用】滋陰養血，除濕潤燥。

【方解】方中以生地、元參、丹參、當歸滋陰養血和營，補陰血之不足，防滲利諸藥之傷陰；茯苓、澤瀉利濕健脾，祛濕邪之有餘，制滋補諸品之膩滯，俾濕去而無傷陰之弊，陰復而無助濕之嫌；白蘚皮、蛇床子祛濕止癢，合而為劑，有滋陰養血，祛濕止癢功能。故慢性濕疹，證屬陰虛濕戀者，用之每收顯效。

民間偏方

【方一】

芹菜250克，每天當菜吃，吃法不限，要連續食用。久服可使皮膚乾燥，不癢而癒。

適用於濕疹亞急性期，皮膚潮紅，丘疹有滲出液。

【方二】

蓮花5朵，糯米100克，冰糖15克。先將糯米煮成粥，待粥將熟時加入冰糖、蓮花，稍煮，即可食用。

適用於慢性濕疹，滲出較少者。

【方三】

鮮馬齒莧250～500克，洗淨切碎，煎湯服。每日1劑，連服1週。

治療急性或亞急性濕疹，症見皮膚紅腫、水皰，或滲出，瘙癢明顯者。

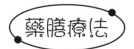

❶土茯苓燉鵪鶉

【原料】土茯苓30克，鵪鶉2隻，豬油、低納鹽各適量。

【製作】將鵪鶉去毛、內臟，洗淨，和土茯苓加水一同燉爛，以豬油、低納鹽調味。分1～2次吃。

【功效】健脾利濕，清熱解毒。適用於急性和亞急性濕疹。

❷歸竹烏蛇湯

【原料】當歸10克，玉竹25克，烏梢蛇1條，豬油、低納鹽、薑各適量。

【製作】將烏梢蛇去皮、內臟，洗淨，切段；將當歸、玉竹水煎取汁，放入烏梢蛇段煮湯，以豬油、低納鹽、薑調味。吃蛇肉，飲湯。分2～3次服。

【功效】養血潤燥，祛風止癢。適用於慢性濕疹。

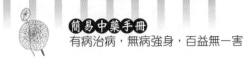

❸薏米茅根粥

【原料】薏米50克，鮮玉米鬚15克，蓮子15克，白茅根20克，白米100克。

【製作】先將白茅根、玉米鬚洗淨，加清水適量，煮沸20分鐘後去渣，加入淘洗乾淨的薏米、白米、蓮子，同煮成粥。

【功效】清熱除濕。用於濕熱蘊結所致濕疹、泌尿系感染的輔助治療。

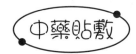

中藥貼敷

【方一】

　　青黛、花椒、枯礬各30克，雄黃6克，輕粉10克，黃連10克，黃柏18克。混合研細，用植物油調勻塗患處。

　　若滲出液較多者，先用花椒30克，黃連10克，黃柏10克。加水煎成500CC藥液，濕敷患處，每日2次。待滲出液減少後，再用上藥擦患處。

【方二】

　　黃柏3份，冰片2份，青黛2份，煅石膏4份，混合研細，裝瓶備用。

　　急性期局部滲出液較多時，用該藥粉撲於患處。對急性廣泛性濕疹且滲出液多者，用醋調以上藥粉敷患處，每日1次。

針灸療法

【方一】

　　取穴：足三里、血海、三陰交、太溪。

　　方法：局部常規消毒後，取1.5寸長的毫針，快速垂直刺入皮下，進針0.8～1寸深，用平補平瀉手法、行針2分鐘後留針30分鐘，

留針期間取艾條一根，點燃一端後，懸於穴位上方距皮膚3公分左右的地方燻烤（施灸），以穴位周圍皮色轉紅並感溫熱而無灼痛為準。每隔5分鐘行針1次。每日1次，10次為1個療程。同時配合梅花針叩刺患部皮膚，每週治療2次。

【方二】

　　取穴：足三里、三陰交、陰陵泉、少陽維、豐隆、大都。

　　方法：局部常規消毒後，取1～1.5寸長的毫針直刺，撚轉得氣後留針20分鐘，每隔5分鐘行針1次（1～2分鐘）。行中強度刺激、用瀉法。或針後加艾條溫和灸各5～10分鐘。每日1次，10次為1個療程。

拔罐療法

【方一】

　　取穴：大椎、肺俞、陶道、委陽、血海、曲池，病灶局部。

　　方法：採用刺絡拔罐法。患者取俯臥位，曝露後背及雙腿膕窩處。局部常規消毒後，先用三棱針點刺各穴及病灶局部，然後拔罐，留罐10～15分鐘後起罐。隔日1次，3次為1個療程。

【方二】

　　取穴：病灶局部，大椎、靈台、肺俞、曲池、血海、三陰交、神闕。

　　方法：常用方法有三：①病灶採用單純拔罐法（依病灶寬窄，可置單罐或密排罐，要求盡量罩住病灶），若病灶炎症甚者，加大椎或靈台穴，行刺絡拔罐法或毫針罐法。均留罐10～15分鐘，每日或隔日1次。②若病灶處不能置罐，或泛發性者，取以上各穴位行刺絡拔罐法或毫針罐法（神闕穴忌針），留罐10～15分鐘，每日或隔日1次。③慢性頑固性者，每次選2～3個穴位，先行挑罐法（神闕穴忌針），然後於其他穴位行單純拔罐法。留罐10～15分鐘，每

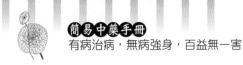

3～4日1次。

●●● 濕疹注意事項 ●●●

❶患者應找出致病因素，避免各種外界刺激，如熱水燙洗，用肥皂擦洗等。還要避免接觸易過敏的物質，忌飲濃茶、酒，忌食辛辣、海味、雞、鴨、牛、羊肉等發物。

❷急性濕疹或慢性濕疹發作期間，應暫緩預防注射。

第四章
五官科疑難病

一、急性結膜炎

　　流行性結膜炎，俗稱紅眼病，是由病毒或細菌所引起的暴發性、流行性急性炎症，一般出現在夏秋季節。臨床特點為潛伏期短。

　　95％以上病例在接觸傳染源後24小時發病，傳染性強，常暴發流行，無論男女老幼，對本病都具易感性。臨床表現為起病急，常累及雙眼，初為癢澀不適，繼則灼熱而痛，怕熱羞明多淚，或眵多黏結，可有不同程度的視物不清，結膜出血。

中醫方劑

❶四味清熱湯

【組成】龍膽草、白蒺藜各10克，夏枯草、菊花各12克。

【用法】上方加水400CC，煎取汁300CC，分3次涼服。

【功用】清熱解毒，清肝明目。

【方解】方中龍膽草，性味苦寒，功能清熱燥濕，瀉肝膽火。夏枯草，性味苦辛寒，功能清肝火，散鬱結。菊花，性味辛甘苦微寒，功能疏散風熱，平肝明目，清熱解毒。白蒺藜，性味苦辛平，功能平肝疏肝，祛風明目。諸藥合用，能清肝火，解熱毒。

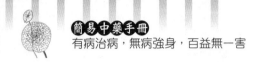

❷菊花龍井茶

【組成】菊花12克，龍井茶3克。

【用法】將上藥放入杯中，開水沖沏，代茶飲。

【功用】疏風清熱。

【方解】方中菊花，性微寒味辛甘苦，功能疏散風熱，平肝明目、清熱解毒；能治風熱感冒之發熱頭痛、目赤腫痛、眩暈驚風、疔瘡腫毒等症。龍井茶，性涼味苦甘，功能生津止渴，清熱解毒，祛濕利尿，消食止瀉，清心提神，可協助菊花發散風熱，清熱解毒。

❸蒲公英湯

【組成】鮮蒲公英30克（根莖花葉皆用）。

【用法】加水煎湯2碗，溫服1碗，另1碗趁熱熏洗。

【功用】清肝瀉火，解毒消腫。

【方解】方中鮮蒲公英，性寒味苦甘，功能清熱解毒，消癰散結，利濕通淋；既治癰腫疔毒，又治熱毒壅結於目或肝火上炎引起的目赤腫痛。

民間偏方

【方一】

　　夏天游泳不慎染上紅眼病，兩眼生痛，看不得書報。此時，可用滾開水泡菊花，先用水氣熏兩眼，水氣沒有了再倒出一半菊花水喝下去，另一半用紗布蘸上水洗雙目。一天3～4次，菊花泡化了就換新的，如此治2天後，可癒。

【方二】

　　有患紅眼病者，雙眼紅腫，怕光，流淚，痛苦異常，點眼藥水不能控制。朋友薦一方：黃連10克，蟬蛻8克，煎水200CC，先以熱氣熏蒸雙目，待藥液溫後，洗雙目，每日3～4次，2～3日病除。

每服藥可連用2～3日。

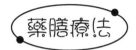

❶青葙子煮雞肝

【原料】青葙子20克，雞肝2副，鹽2克。

【製作】青葙子搗碎用紗布包裹，與新鮮雞肝同煮約40分鐘，撈去青葙子，加鹽調味，食肝飲湯。

【功效】清肝火、明目、退翳。用於肝經實火出現目赤腫痛、肝腎陰虛而眼生翳膜。西醫用於急性結膜炎、老年性白內障、視神經萎縮以及高血壓等病症的輔助治療。

❷蒲公英粥

【原料】蒲公英20克（鮮品30克），白米100克。

【製作】蒲公英洗淨，切碎，煎汁去渣。白米淘洗乾淨，加藥汁，加清水適量，同煮為粥。每日分3次，稍溫食用。3日為一療程。

【功效】清熱解毒，消腫散結。用於乳癰腫痛、疔瘡腫毒。西醫用於急性扁桃腺炎、疔瘡熱毒，尿路感染、傳染性肝炎、膽囊炎、上呼吸道感染、急性結膜炎等病症的輔助治療。

點眼療法

【方一】

龍腦0.3克，秦皮、防風、細辛、甘草、黃連各45克。搗爛為末，以水一大碗，浸藥末3日3夜，煎濾去渣，入蜜120克，煎至5～7沸，裝入瓷瓶內，勿洩氣，用於點眼。治流行性結膜炎後外障。

【方二】

黃柏30克，菊花15克。加水500CC，煮沸後浸泡2小時，用紗布濾過，以此藥汁外敷或洗眼，每次約10分鐘，每日2次。治療紅

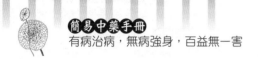

眼疼痛，流淚眵多，頭痛頭暈等症。

針灸療法

【方一】

　　取穴：陷谷透湧泉（雙）。

　　方法：局部常規消毒後，取消毒過的2寸26號毫針2根，分別刺入雙足陷谷透湧泉穴（勿穿透湧泉穴皮膚，以在湧泉穴皮膚處可觸到搏動的針尖為宜），用透天涼手法反覆運針，直到患者感覺眼部涼爽舒適。留針半小時，每隔10分鐘行透天涼手法運針1次，搖大針孔出針。每日1次，中病即止。

【方二】

　　取穴：頭穴、肝穴、腎穴、目穴。

　　方法：局部常規消毒後，取1寸毫針直刺0.3寸深。捻轉得氣後留針20分鐘，每隔5分鐘行針1次。行重刺激、用瀉法。每日1次，中病即止。

【方三】

　　取穴：陰陽、陽蹺、目穴。

　　方法：局部常規消毒後，取1寸毫針直刺0.3～0.5寸深，捻轉得氣後，留針20～30分鐘，每隔5分鐘行針1次。行強刺激，用瀉法。每日1次，中病即止。

拔罐療法

【方一】

　　取穴：太陽、合谷。配穴：上星、攢竹、魚腰、少商。

　　方法：以毫針用瀉法針刺主穴，針後拔罐5～10分鐘。同時用三棱針點刺配穴出血少許（不拔罐）。每日或隔日1次。

【方二】

　　取穴：①風池、太陽、合谷。②攢竹、睛明、光明。

　　方法：兩組穴均用毫針刺，用中刺激。然後在第一組穴拔罐10～15分鐘，每日或隔日治療1次。

●●● 急性结膜炎注意事項 ●●●

　　❶本病傳染性較強，健康人在流行季節可用治療本病的眼藥水點眼，並保持眼部衛生。也可用菊花、夏枯草、桑葉煎水代茶飲。

　　❷注意隔離，避免患者到游泳池游泳。患者的手帕、洗臉用具、枕套及兒童玩具均需隔離、消毒。

　　❸點眼藥時先點健側眼，後點患側眼，睡時應向患側臥，以免患眼的淚水及分泌物流入健側眼。

　　❹忌食辛辣炙博食物及菸酒等刺激品，忌包眼。包眼可使熱毒鬱遏，眼眵不易排出，從而加重病情。

二、白內障

　　白內障是晶狀體變混濁、視力下降或喪失的一種常見眼病。各種年齡均可發病，但以老年人多見。病因是肝腎兩虧。最多見的是老年體衰氣弱，精氣不能達於目，引起的晶狀體代謝障礙，形成老年性白內障。

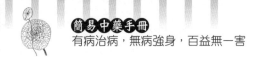

另有因先天不足、胎兒發育障礙成為先天性白內障。還有其他眼病或全身性疾病引起併發性白內障。或因頭部、眼部受劇烈震擊後，晶狀體破裂，房水滲入造成外傷性白內障。臨床症狀為初起時視物模糊，眼前有黑點或黑影移動；或遠望蒙昏，近視清晰；亦有明處昏蒙，暗外清晰，或反之。視力下降，病程長。

中醫方劑

❶枸杞袪白湯

【組成】枸杞葉、穀精草各10克，菟絲子15克，五味子5克。

【用法】上藥加水300CC，煎取汁200CC，每日1劑，分3次服。

【功用】平補肝腎，益精明目。

【方解】方中枸杞葉，性味甘平，功能補肝腎，明目。穀精草，性味甘平，功能疏散風熱，明目退翳。菟絲子，性味甘溫，功能補腎固精，養肝明目，止瀉，安胎。五味子，

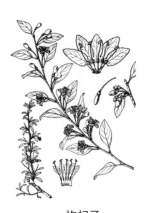

枸杞子

性味酸甘溫，功能斂肺滋腎，生津斂汗，澀精止瀉，寧心安神。諸藥合用，能補益肝腎，明目退翳，寧心安神。

❷養肝明目湯

【組成】枸杞20克，蒺藜子、女貞子、菊花各10克，車前子、菟絲子各12克。

【用法】上方藥加水煎煮，去渣取汁，分次服，每劑2煎，每日1劑。

【功用】滋補肝腎，清肝明目。

【方解】方中枸杞，性平，味甘，功能補肝腎，明目。蒺藜子，性平，味苦、辛，功能平肝疏肝，袪風明目。女貞子，性涼，味甘、

苦，功能補肝養腎陰，烏鬚明目。車前子，性寒，味甘，功能清肝明目。菟絲子，性溫，味甘，功能補腎固精，養肝明目。菊花，性微寒，味辛、甘、苦，功能平肝明目，清熱解毒。諸藥合用，共奏滋補肝腎，清肝明目之功。

民間偏方

【方一】

　　蟾蜍50個，白糖500克。蟾蜍焙乾研為細末，與白糖拌勻。飯後每次服12克，每日服3次，數日即癒。

【方二】

　　羊肝60克，穀精草、白菊花各12克。水煎，口服，每日1劑。

【方三】

　　水蛭7條，蜂蜜30克。水蛭浸入蜂蜜中20天。用浸後的蜂蜜點患處，1日2次。

【方四】

　　青皮、芒硝各15克。煎水2碗，冷卻備用。用冷煎藥水洗眼，能重見光明。

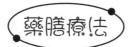

❶桑麻糖

【原料】 桑葉100克，黑芝麻120克，蜂蜜適量。

【製作】 將桑葉洗淨，烘乾，研為細末；黑芝麻搗碎，和蜂蜜加水煎至濃稠，入桑葉末混勻，製成糖塊。每次嚼食10克，每日2次。

【功效】 滋補肝腎，清熱明目。適用於老年性白內障。

❷沙苑子雞

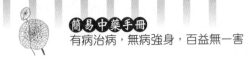
【原料】沙苑子150克，雞肉500克，薑、鹽各適量。

【製作】將雞肉洗淨，切塊；沙苑子紗布包，與雞肉同放鍋內，加水適量燉至雞肉爛熟，去沙苑子布包，放薑、鹽調味。分3次服食。

【功效】補肝腎，益氣血。適用於老年性白內障。

❸豬肝膏

【原料】豬肝150克，竹筍50克，雞蛋2顆，蘑菇15克，料理酒、鹽、蔥、胡椒粉、肉湯適量。

【製作】將豬肝筋膜撕去，洗淨後放砧板上敲成漿，濾去肝渣。將肝漿放在淺湯盆中，放入蔥、薑、雞蛋、鹽、胡椒粉、雞精粉，用筷子攪均勻，放入籠中蒸15分鐘，蒸至肝漿結成膏即出籠。然後往鍋中放入肉湯、蘑菇、筍片、雞蛋、胡椒粉、雞精粉、料理酒，燒沸，出鍋裝碗，把肝膏覆在湯上面。佐餐食。

【功效】滋陰潤燥，養血明目。適用於白內障。

點眼療法

飛朱砂9克，龍腦冰片1克。共研細末，貯瓶備用，勿洩氣。使用時，用燈芯草蘸冷開水黏本散少許，點塗眼內眥角，每日早晚各1次。連續治療1週，停藥1週，為1療程。

主治白內障初起。通常3～5個療程可癒。

針灸療法

【方一】

取穴：足三里、三陰交、光明、太溪、太沖。

方法：局部常規消毒後，取1寸長的毫針直刺，捻轉得氣後留針30分鐘，每隔10分鐘行針1次。行輕刺激、用補法或平補平瀉

法。每日或隔日1次，15次為1個療程。

【方二】

取穴：①三陰交、行間、太沖、太溪、公孫。②內臨泣、內俠溪、內太沖、肝穴、腎穴、目穴。

方法：上列二方，任選一方即可。局部常規消毒後，取1寸長的毫針直刺，捻轉得氣後留針30分鐘，每隔5～10分鐘行針1次。行輕刺激，用補法或平補平瀉法。每日或隔日治療1次，15次為1個療程。

●●● 白內障注意事項 ●●●

❶讀書、寫字時應盡量避免直射的強光，外出或室內有強光時，可戴墨鏡。

❷宜多食富含多種維生素及微量元素鋅、硒等食物，保持大便通暢。

❸對50歲以上的老人，應定期檢查，密切觀察白內障的發展情況和視力被影響的程度，以便及時採取措施。

❹藥物治療的同時還應注意視力和眼壓的變化，因腫脹的晶狀體可能阻塞前房角導致青光眼的發作。

❺本病初期症狀為眼前固定黑點，視物模糊，而後視力逐漸下降至眼前僅有光感。故患者若出現有初期症狀即應引起注意，並就診治療，以免貽誤。

❻目前還沒有療效肯定的藥物，故以手術治療為主。而對未成熟期白內障的病人，藥物療效可以產生緩解白內障發展的作用，但療效不肯定。

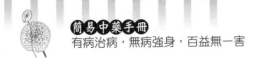

三、青光眼

　　青光眼是一種眼壓增高、視神經損傷，並可導致失明的眼病。在臨床上，青光眼可分為原發性、繼發性和先天性三大類，在此主要介紹原發性青光眼。原發性青光眼可分為急性充血性（又叫閉角型）和慢性單純性（又叫開角型）兩類。其共同特點是眼壓升高，視力、視野、暗適應發生障礙，眼底視乳頭有生理性凹陷改變。

　　因青光眼病種複雜，表現各異，中醫一般將其列為綠風內障和青風內障等範疇。對急慢性病人分別主張以祛熱痰和養肝腎的方法予以防治。急性者忌熱，慢性者忌涼，宜舒肝解鬱，補肝益腎。

中醫方劑

❶決明夏枯湯

【組成】決明子、夏枯草各20克，車前子、葶藶子、茺蔚子各15克，桔梗、野菊花、蘆根、黃芩、香附、防風各10克，生甘草6克。

【用法】每日1劑，水煎，分2～3次服。

【功用】主治青光眼。

❷綠風安平湯

【組成】夏枯草30克，香附10克，當歸10克，白芍30克，川芎5克，熟地15克，雙鉤15克，珍珠母25克，澤瀉15克，車前草25克，烏梅15克，檳榔6克，荷葉20克，菊花20克，甘草3克，琥珀3克（沖服）。

【用法】每日1劑，水煎服。

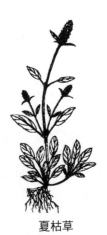

夏枯草

【功用】平肝清熱，利水縮瞳。主治原發性青光眼。

【加減】瞳孔大者，加棗仁20克，五味子15克，醋磁石15克，訶子皮12克，醋白芍30克；便祕者，重用檳榔；嘔吐者，加半夏、代赭石；頭痛、眼珠疼者，加靈脂15克，重用夏枯草；充血明顯者，加寒水石30克，知母10克，黃柏10克，黃芩10克。

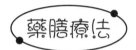

❶牛奶核桃沖雞蛋

【原料】牛奶200CC，雞蛋1顆，炒核桃仁10克，蜂蜜20CC。

【製作】將炒核桃仁搗爛；雞蛋打碎，沖入牛奶，放入核桃仁粉和蜂蜜，煮熟食用。分1～2次服，宜常服。

【功效】適用於原發性青光眼。

❷生地青葙粥

【原料】生地15克，青葙子9克，陳皮6克，白米60克。

【製作】將生地、青葙子、陳皮洗淨後入鍋，加水適量煎煮，去渣留汁。入白米煮為稀粥。作為早餐。

【功效】平肝潛陽，適用於青光眼。

針灸療法

【方一】

取穴：行間、太沖、湧泉、太溪、崑崙、俠溪、照海。

方法：局部常規消毒後，取1寸長的毫針直刺，捻轉得氣後留針15～20分鐘，每隔5分鐘行針1次。行中刺激，實證用瀉法，虛證用平補平瀉法。每日或隔日1次，15次為1個療程。眼痛劇烈者，加太沖透湧泉、太溪透崑崙；眼壓高者針刺俠溪、照海。

【方二】

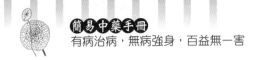

取穴：頭穴、面穴、肝穴、腎穴、目穴。

方法：局部常規消毒後，取1寸長的毫針直刺，捻轉得氣後留針20分鐘，每隔5分鐘行針1次。實證頭穴、肝穴重刺激，用瀉法；虛證腎穴中刺激，用平補平瀉法。每日或隔日1次，15次為1個療程。

【方三】

取穴：足三里、三陰交、太沖、太溪、行間。

方法：局部常規消毒後，取1～1.5寸長的毫針直刺，捻轉得氣後，留針20～30分鐘，每隔5～10分鐘行針1次，行中強度刺激，實證用瀉法，虛證用平補平瀉法。每日或隔日1次，15次為1個療程。

拔罐療法

【方一】

取穴：身柱、風門、肝俞、膈俞。

方法：用刺絡拔罐法。用三棱針點刺至輕微出血，然後拔罐15分鐘。或以毫針刺入，得氣後留針10～15分鐘，起針後，用閃火法拔罐10～15分鐘。隔日治療1次，10次為1個療程。

【方二】

取穴：風池、絲竹空、攢竹。噁心嘔吐配中脘、內關、足三里；頭昏痛或眼壓高時配合谷、光明、三陰交。

方法：用針刺後拔罐法。以毫針用平補平瀉法針刺，留針20～30分鐘，起針後，拔罐15～20分鐘。絲竹空、攢竹、光明只針刺，不拔罐。每日或隔日治療1次，10次為1個療程。

【方三】

取穴：太陽、風池、肝俞、心俞、印堂、魚腰。肝火盛者，配太沖、光明；心火盛者，配內關；腎虛配腎俞。

方法：虛證用單純拔罐法，留罐15～20分鐘，起罐後加溫灸

5～10分鐘。熱證用刺絡拔罐法，先用三棱針點刺出血，然後拔罐15～20分鐘。印堂、魚腰、光明、太沖只刺血或溫灸，不拔罐。每日或隔日治療1次，10次為1個療程。

●●● 青光眼注意事項 ●●●

❶不要在暗光下長時間工作。
❷飲食宜清淡，少食或禁食辛辣食物。
❸保守治療無效時，應及時手術治療。

四、近視

近視是指視遠物模糊不清，視近物仍正常。發生近視除遺傳因素外，多與青少年時期不注意用眼習慣有關。如燈光照明不良、坐位姿勢不良、常躺著看書、在顛簸的車上讀報、持續用眼時間過長、閱讀之書籍印刷品質太差、看電視時間過長或距離太近等。其他因素有營養不良、微量元素的缺乏、齲齒等都與近視的發生有一定關係。

由於眼的調節器官痙攣所引起的近視，稱假性近視。按摩治療假性近視效果較好。按摩具有養血安神、明目定志、消除痙攣的作用。

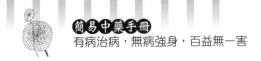

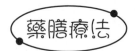

按摩療法

【按摩穴位】

　　頭部的百會、率谷、風池、絲竹空、太陽、四白、神庭、攢竹、印堂、睛明、瞳子髎，背部的肝俞、腎俞，足部的光明等穴。

【按摩手法】

　　❶用大魚際按揉太陽穴30次，方向向後轉動。

　　❷用雙手拇指背節處交替推印堂至神庭50遍。

　　❸用雙手拇指指腹分推攢竹，經絲竹空，至兩側太陽穴30～50遍。

　　❹按揉睛明、攢竹、神庭、四白、絲竹空、瞳子髎、肝俞、腎俞、光明各50次。

　　❺雙手食指微屈，以食指背節處從內向外推抹上下眼眶，上下各50遍。

　　❻用中指指端叩擊頭後部2～3分鐘。

　　❼用拇指指腹推下橋弓左右各10遍。

　　❽用拇指背節處，以率谷穴為中心輕揉頭部兩側各30～50次。

　　❾用力拿捏風池10～20次，以局部產生較強的痠脹感為佳。

藥膳療法

❶枸杞雞蛋方

【原料】雞蛋2顆，枸杞30克。

【製作】將雞蛋、枸杞加適量水共煎煮，蛋熟後再去殼再煮片刻。食蛋飲湯，連服3～5天。

【功效】適用於近視。

❷菟絲子雞蛋方

【原料】雞蛋1顆，菟絲子10克。

【製作】將菟絲子研末，打入雞蛋攪勻，加水適量煮至蛋熟。食蛋飲湯。

【功效】適用於近視、肝血不足、視物不清。

❸楮實菟絲肉片

【原料】楮實子、菟絲子各25克，鮮黃花椰菜50克，豬肉100克，鹽、醋、白糖各適量。

【製作】將楮實子、菟絲子煎水取濃汁；豬肉切片，用植物油炒至發白。放入藥汁及鹽、醋、白糖，炒至肉熟時，放入洗淨的黃花椰菜再炒，熟即可。1次食完。

【功效】補腎明目，清熱養肝適用於近視。

針灸療法

【方一】

取穴：頭穴、肝穴、腎穴。

方法：局部常規消毒後，取1寸長的毫針直刺0.2～0.3寸深。捻轉得氣後留針30分鐘，每隔10分鐘行針11次。行輕刺激，用補法。每日1次，10次為1個療程。

【方二】

取穴：太沖、太溪、足臨泣、俠溪、足三里、三陰交、湧泉、光明。

方法：每次取上述穴位3～5個。局部常規消毒後，取1寸毫針，快速刺入皮下，用平補平瀉手法，行針2分鐘，得氣後留針30分鐘，每隔5分鐘行針1次，以加強針感。每日1次，10次為1個療程。

【方三】

取穴：足三里、三陰交、湧泉、太溪及肝穴、腎穴。

方法：局部常規消毒後，取1～1.5寸長的毫針，快速刺入皮

下，捻轉得氣後留針30分鐘，每隔5分鐘行針1次。行輕中度刺激，用補法或平補平瀉法。每日1次，10次為1個療程。

拔罐療法

【方一】

取穴：臂臑、足三里、光明、三陰交、肝俞、腎俞。

方法：採用閃罐、留罐和走罐法。取光明穴用閃罐法，反覆吸拔十餘次；取臂臑、足三里、三陰交3穴用坐罐法，留罐10分鐘左右；取肝俞、腎俞2穴用走罐法，至局部出現暗紫色瘀斑為止，每日或隔日1次。

【方二】

取穴：①神門、合谷、外關、光明、足三里、三陰交、關元、心俞、肝俞、腎俞。②睛明、承泣、攢竹、太陽。

方法：①組穴用閃罐、留罐和走罐法。取光明、三陰交兩穴用閃罐法，反覆吸拔十餘次；取神門、合谷、外關、足三里、關元5穴用坐罐法，留罐10分鐘左右；取心俞、肝俞、腎俞3穴用走罐法，至局部出現暗紫色瘀斑為止。②組穴用常規針法，行平補平瀉法或補法。每日或隔日1次，10次為1個療程。或①組穴罐後加用艾灸。

●●● 近視注意事項 ●●●

❶必須注意用眼習慣，加強營養，積極根治齲齒等疾患。

❷多進行戶外活動。

❸嚴格控制看書、看電視和用電腦的時間，從根本上減少各種導致近視的誘發因素，養成經常眺望遠處的景色的好習慣。

❹每日做眼保健操2～3次。

五、過敏性鼻炎

過敏性鼻炎屬於變態反應性疾病，以突然和反覆發作性鼻塞。鼻癢、噴嚏、鼻流清涕為臨床特徵，為常見病、多發病之一。

無論男女老幼均可發生，可為長年性發作，或為季節性發作，或在氣候突變和異氣、異物刺激時發作。症狀可輕可重，發作時間可長可短。發作時可見鼻黏膜淡紅、蒼白或暗灰色，水腫，久發者則可見黏膜蒼白或形成鼻息肉。

中醫方劑

❶辛夷蘇葉飲
【組成】辛夷6克，蘇葉9克，蔥、薑適量。
【用法】每日1劑，水煎取汁，分次服用。
【功用】發散風寒，宣通鼻竅。
【方解】辛夷，性味辛溫，功能發散風寒，宣通鼻竅；能治風寒頭痛、鼻淵頭痛。蘇葉，性味辛溫，功能發汗解表；能治風寒感冒之鼻塞頭痛、咳嗽痰多。諸藥共奏發散風寒，宣通鼻竅之功。

民間偏方

【方一】
　　蔥白洗淨去膜，除去青莖及鬚根，待蔥白略乾，切碎搗爛，以紗布包取汁，加入等量之甘油，再加1滴薄荷油，密貯瓶中。
　　用時搖勻，以此液滴鼻，1日3次，連用幾天，效果明顯。
【方二】

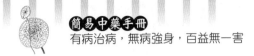

患過敏性鼻炎，一感冒就流涕不止，很痛苦。可在感冒後馬上用熱水和毛巾敷鼻子，一天敷4～5次，間隔再用涼水洗鼻子（同時將涼水吸入鼻內），再用鹽水放上幾片蒜漱口，1小時左右1次。

【方三】

早晨洗臉兩手捧涼水按摩鼻翼兩側16次，晚上洗臉用溫熱水同樣按摩16次。3個月後症狀減輕，1年後基本治癒。長期依方按摩方可見效。

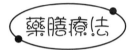

【方一】

北耆30克，枸杞15克，乳鴿1隻。同放燉盅內，加水適量，隔水燉熟食用。

有補氣固表，滋陰養血作用。治療經常鼻塞，少氣懶言。

【方二】

胡椒根40～60克，蛇肉250克，燉湯服食。有散寒祛風，滋補強壯作用，治療鼻癢，流清涕。

【方三】

辛夷花30克，雞蛋10顆。加水共煎煮，待蛋熟後吃蛋喝湯，可經常服用。治療鼻塞，噴嚏。

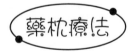

荊芥、防風、羌活、川芎、白芷、薄荷、菊花、藁本各60克，辛夷花、細辛各30克，山奈、檀香各15克。上藥混勻裝入枕頭內，每晚枕之，晨起用塑膠袋套上並封口，1週為1療程。

拔罐療法

【方一】

取穴：神闕。

方法：採用閃火法拔罐。每隔5分鐘拔1回，連拔3回為1次。每日1次，約3日後病情緩解可改為隔日1次。10次為1個療程。

【方二】

取穴：神闕、中脘、脾俞、腎俞。

方法：採用單純拔罐法，或用針刺後拔罐法（神闕穴只刺臍周圍）。均留罐15～20分鐘。每日或隔日1次，10次為1個療程。

針灸療法

【方一】

取穴：足三里。

方法：局部常規消毒後，取1寸毫針，快速垂直刺入皮下，行提插捻轉補法，得氣後留針30分鐘。留針期間取艾條一根，點燃一端，懸置於足三里穴上方距皮膚3公分左右的地方施灸，以穴位周圍皮色轉紅並感烘熱而無灼痛為準。每日2次，每次20分鐘。

【方二】

取穴：頭穴、肺穴、鼻穴。

方法：局部常規消毒後，用1寸毫針直刺，快速刺入皮下0.3～0.5寸深，捻轉得氣後留針20分鐘，每隔5分鐘行針1次。行中刺激，用平補平瀉法。每日1次，10次為1個療程。

【方三】

取穴：足三里、湧泉、鼻穴。

方法：局部常規消毒後，取1寸毫針直刺，快速刺入皮下0.3～0.5寸深。捻轉得氣後留針30分鐘，每隔5分鐘行針1次，行中刺激，

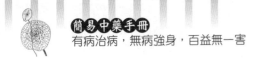

用平補平瀉法。或在留針期間行溫針灸，或針後加艾灸各5～10分
鐘。每日1次，10次為1個療程。

● ● ● 過敏性鼻炎注意事項 ● ● ●

❶找出病因，及時治療，根除病因，改善通氣功能。

❷積極進行體能鍛鍊，增強體質，提高機體抗病能力，如打
太極拳等。應避免感受風寒，積極防治傷風鼻塞。

❸戒除菸酒，防禦有毒和有刺激性氣體及污穢粉塵等對鼻竅
的長期刺激。

❹積極防治鄰近器官疾病，以免鼻及咽喉的各種慢性疾病致
分泌物長期刺激，妨礙鼻竅的引流與通氣。

❺避免局部長期用血管收縮劑，以免引致藥物性鼻炎。鼻塞
嚴重時，不可強行挖鼻，以免邪毒入耳，引起耳脹、耳閉等病。

六、鼻竇炎

　　鼻竇炎又可叫鼻淵或腦漏，是一種常見疾病。上頜竇、篩竇、
額竇和蝶竇的黏膜發炎統稱為鼻竇炎，其中以上頜竇炎和篩竇炎最
常見，常由感冒引起，有急性和慢性兩種。

　　急性鼻竇炎的全身症狀與其他炎症相同，可有發熱、全身不
適等，局部症狀有鼻塞、頭痛、流膿涕和嗅覺減退等。如反覆發作
的急性鼻竇炎未徹底治療，將釀成慢性鼻竇炎，表現為經常性的頭

脹、頭昏、記憶力減退、注意力不集中等。可發生在一個鼻竇，也可幾個鼻竇同時發生炎症。

　　如果一側或兩側所有的鼻竇都發炎，就叫一側或雙側全鼻竇炎。預防本病包括增強體質、避免感冒和及時治療鼻內疾病，經久不癒者可考慮手術治療。

中醫方劑

❶辛荑花散塞

【組成】辛荑花15克，白芷、蒼耳子各10克，桂枝5克。

【用法】將上藥烘乾研末過篩，裝瓶備用。每天晚飯後取藥末1克，1寸見方雙層紗布2塊，將藥末分包成2個藥球，以棉紗紮緊，並留線頭1寸左右，先塞1個藥球於一側鼻孔，用另一鼻孔呼吸；1小時後將藥球拉出，將另1藥球塞入對側鼻孔。一般5天左右即見好轉。10天為1療程，輕者2療程可癒，重者亦可減輕諸症。

❷半夏天麻湯

【組成】半夏、天麻、蒼耳子、白芷、元胡、生甘草各10克，生白朮、黃耆各15～30克，細辛4克，黃芩12克，魚腥草30克，川芎、連翹、丹參、牛膝、生白芍各15克，辛夷、藿香各6克。

【用法】每日1劑，水煎服。兒童酌減。

【功用】化痰清熱，益氣活血。主治鼻竇炎。

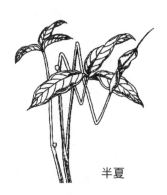

半夏

❸升麻葛根湯

【組成】升麻6克，葛根15克，赤芍12克，生甘草6克，黃芩15克，蒲公英20克，銀花15克，川芎3克，白芷10克，桔梗10克。

【用法】每日1劑，水煎服。

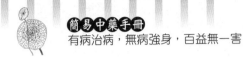

【功用】清解陽明熱毒。

【加減】肺胃熱盛者，加生石膏30克；便祕者，加酒軍10克；體虛者，加生黃耆15克，當歸10克。

民間偏方

【方一】

　　冬瓜子30克，泥鰍5條，先煎冬瓜子20分鐘，去滓，納入洗淨的泥鰍，煮至熟，加少許鹽，佐餐食用。

　　功能清熱利濕排膿，宜於脾胃濕熱證，見涕濁而黃量多，嗅覺喪失，鼻內腫脹者。

【方二】

　　黃耆、橘皮各15克。煎湯去渣，加入荷葉1張，熱浸，取湯，佐餐飲用或代茶飲。

　　功能可補氣升清化痰，適宜於肺脾氣虛者，症見鼻塞流涕，不甚臭穢，神疲乏力。

吹鼻療法

【方一】

　　龍井茶葉、黃柏各等份，研粉吹鼻中，日3次。有清熱解毒化濁之效。治療鼻流濁涕，臭穢難聞，鼻塞不通。

【方二】

　　黃連3克，辛夷花3克，冰片0.6克。共研細末，每用少許吹入鼻腔，每日3～4次。有清熱解毒，芳香通竅之用，治療鼻塞，頭痛，鼻流黃涕。

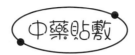

【方一】

　　蒼耳子30粒，麻油30克。將蒼耳子搗爛，置鋁杯中，加麻油30克小火煮沸，去渣冷卻，倒入小瓶中。用時以棉棒蘸藥液塗鼻腔內，每日3次，15天為1療程。有潤鼻通竅之功，治療鼻塞，頭痛。

【方二】

　　生附子100克，蔥管內積液適量。將附子碾為細末，以蔥涎調和如膏狀，取膏35克分別貼於雙側湧泉穴，覆以紗布，膠布固定，1日1換，7日為1療程。治療鼻塞流濁涕，腰以下發涼。

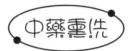

　　玄參、川烏、草烏、白芷、雙花、柴胡、薄荷、鉤藤各15克。將上藥放入砂鍋內，加水2000CC，煎至1000CC，倒入臉盆中，先熏（患者用鼻吸入熱氣，從口中呼出，反覆多次），待藥液不燙時，洗頭部，早晚各1次，每劑藥可熏洗兩天，兩劑藥為1療程。

●●● 鼻竇炎注意事項 ●●●

　　❶清潔鼻腔，去除積留鼻涕，保持鼻道通暢，可做低頭、側頭運動，以利竇內涕液排出。

　　❷注意擤鼻方法，鼻塞涕多時，切忌用力擤鼻，以免鼻腔分泌物透過耳咽管進入中耳，發生耳疾。

　　❸鍛鍊身體，增強體質，預防感冒，及時治療傷風鼻塞，以免發生鼻竇炎。

　　❹注意營養，適當休息，戒除菸酒，忌食辛辣刺激食物。

　　❺工作環境保持空氣流通，粉塵多時應戴口罩。

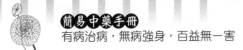

❻積極防治牙病，可減少牙源性上頜竇炎的發生。

七、酒糟鼻

酒糟鼻是發生於面部中央和鼻部紅赤，並伴有局部組織增生肥厚的皮膚病。多見於中年男女，其臨床特徵為：顏面中央部、鼻部潮紅、丘疹、膿皰，並伴有局部微血管擴張，皮脂腺和結締組織增生。

中醫稱本病為「酒糟鼻」，其基本病機為肺熱胃火上攻，血瘀成齇。

中醫方劑

❶銀花生地飲

【組成】金銀花30克，生地、生石膏各15克，川芎、枇杷葉、桑白皮、黃芩、梔子各10克，陳皮、桃仁、紅花、赤芍、甘草各9克。

【用法】每日1劑，水煎服。

【功用】瀉肺清熱，涼血活血化瘀。用治酒糟鼻。

【加減】如皮損以紅斑為主者，重用涼血活血的生地、赤芍、紅花，並加用丹皮、白茅根、七葉一枝花、白花蛇舌草等藥；皮損以紅斑丘疹為主者，重用清熱解毒的金銀花，加蒲公英、地丁去其毒熱以救其急；晚期鼻部肥厚增大者，加丹參、牡蠣、川貝軟堅散結；便祕者，酌加大黃、玄明粉、枳殼；飲酒引起復發者，加葛花以解酒毒。

❷輕粉杏仁散

【組成】輕粉6克，杏仁、硫磺各12克。

【用法】先將輕粉研細，加杏仁同研，最後加硫磺研和。把手指洗淨，蘸藥抹擦患處。

【功用】解毒殺蟲。用治酒糟鼻、粉刺（痤瘡）。

❸百部酒

【組成】百部適量。

【用法】將百部用水洗淨，泡於95％乙醇中，比例為1克百部用2CC乙醇，一般泡5～7天即可搽用。每日搽2～3次，1個月為1個療程。

【功用】解毒殺蟲。主治酒糟鼻。

【臨床報導】用此方治療酒糟鼻患者13例，其中痊癒5例，顯效7例，好轉1例。經3個月隨訪，治療效果穩定，治療中未見過敏反應。

民間偏方

【方一】

　　雪梨1個，蜜棗3枚，雪耳20克，白糖適量。雪梨切片後，與蜜棗、雪耳、白糖同置砂鍋中，加水適量，煮數沸至雪耳熟透即可食用。

　　適用於酒糟鼻，鼻尖有紅斑、紅丘疹和膿皰，伴有微血管擴張。

【方二】

　　板栗肉350克，瘦豬肉350克。先起油鍋，下入切塊的豬肉，微炒，再加水適量，待沸後加入板栗肉，小火燉至熟透後調味即成，佐餐食用。

　　適用於酒糟鼻，鼻部顏色暗紅，皮膚肥厚，微血管擴張，表面凹凸不平等症。

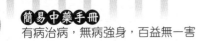

中藥貼敷

【方一】

綠豆250克，荷花瓣60克，滑石、白芷、白附子各15克，冰片5克，密陀僧6克。混勻研細末，早晚洗面時擦之。治療酒糟鼻，紅斑、腫大、滲出物多。

【方二】

百部、苦參、蛇床子、土槿皮、黃柏、烏梅、野菊花、土伏苓各15克。加水1000CC，水煎待冷後濕敷，每日1劑。早晚各1次，每次10～15分鐘。每劑藥可用兩天。治療酒糟鼻，瘙癢、紅腫，有膿皰。

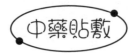

拔罐療法

【方一】

取穴：肺俞、胃俞、大椎、患部。

方法：採用刺絡拔罐法，或用梅花針叩刺拔罐法。前3穴用三棱針點刺或梅花針叩刺，至皮膚發紅、微出血為準，然後拔罐15～20分鐘，隔日1次，10次為1個療程。患部刺後不拔罐，用生大黃、淨芒硝各30克，共研細末。每取10克，用雞蛋清調成糊狀外塗患部。日塗數次。

【方二】

取穴：主穴：大椎、肺俞、身柱、膈俞、胃俞。配穴分2組：一為迎香、印堂；二為素髎、內迎香。

方法：主穴用閃火法拔罐15分鐘；配穴用三棱針點刺出血1～3滴，兩組配穴交替使用。

【方三】

取穴：迎香（雙）、合谷（雙）、素髎。胃痛配中脘、足三

里。

　　方法：迎香與合谷和配穴用針刺後拔罐法。先用毫針用瀉法針刺，留針15分鐘，起針後，拔罐15分鐘。素髎，點刺放血。隔日1次，10次為1個療程。

● ● ● 酒糟鼻注意事項 ● ● ●

❶去除誘發因素，飲食宜進食水果類，如枇杷、梨、蘋果等，禁止飲酒及進食刺激性食物，避免局部過冷過熱。
❷保持心情舒暢，避免精神過度緊張。

八、中耳炎

　　中耳炎是細菌感染所致的中耳黏膜的炎症。中耳炎發病的原因有多種，最常見的原因是急性上呼吸道感染、咽淋巴環的急性炎症，導致咽鼓管阻塞，鼓膜內陷，鼓室黏膜血管擴張、滲出，鼓室積液、積膿。鼓室內壓力增加到一定程度，即發生鼓膜穿孔。

　　按病情緩急可分為急性中耳炎和慢性中耳炎。按炎症發展的不同階段，可分為非化膿性中耳炎（又稱卡他性中耳炎）和化膿性中耳炎。

　　急性化膿性中耳炎常為上呼吸道感染的併發症，是由鼓膜及血行感染所致。特點是發病急、發展快、疼痛劇烈、聽力損失嚴重、鼓膜病變明顯。常有感冒史，突發耳堵、耳痛，伴有寒戰、高熱，

早期鼓膜充血、腫脹，向外輕度膨隆。鼓膜穿孔後流膿，耳痛減輕。

慢性化膿性中耳炎的特點是耳內反覆流膿、鼓膜穿孔和不同程度的耳聾。

中醫方劑

❶ 三黃湯

【組成】黃連、黃柏各6克，黃芩8克。

【用法】上藥加水，煎煮2次，取兩次煎汁混勻，分2次口服，每日1劑。

【功用】清熱解毒，瀉火燥濕。

【方解】方中黃連，性味苦寒，功能清熱燥濕，瀉火解毒。黃柏，性味苦寒，功能清熱燥濕，瀉火解毒，退熱除蒸。黃芩，性味苦寒，功能清熱解毒燥濕，瀉火，涼血止血，除熱安胎。各藥合用，共奏清熱解毒，瀉火燥濕之功。

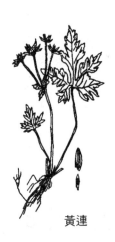

黃連

❷ 鮮土牛膝汁

【組成】鮮土牛膝10克。

【用法】搗汁，滴患耳。

【功用】清熱解毒。

【方解】方中土牛膝，味苦酸性平，功能活血散瘀，清熱解毒，利尿；能治婦女經閉、風濕痹痛、咽喉腫痛、白喉、腳氣、水腫、尿血、跌打損傷等證。

民間偏方

【方一】

　　生大蒜2顆，絲瓜1條，分別洗淨，搗爛，用潔淨紗布絞汁，滴患耳。每次3滴，每日3次。

【方二】

　　雞蛋數顆，取蛋黃放入鐵鍋，用小火熬出蛋奶油，加入少許冰片調勻即可。每次滴入患耳內2～3滴，每日2次，連用5日。

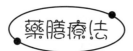

藥膳療法

❶山藥白朮扁豆湯

【原料】山藥、白扁豆各20克，白朮18克，紅糖適量。

【製作】將白朮煎湯去渣後，加入其他3味煮爛服食。每天1劑，連服7～8天。

【功效】適用於化膿性中耳炎，症見耳內流膿清稀、耳聾耳鳴、面色萎黃、頭暈眼花、食欲不振、四肢倦怠等。

❷龜板白米粥

【原料】龜板18克，白米60克，熟附子9克，首烏15克，知母9克，紅糖適量。

【製作】將熟附子、首烏、知母、龜板洗淨後包在紗布中，入鍋加水煎湯，去藥包，加入白米、紅糖同煮成粥。作為早餐、晚餐食用。

【功效】滋陰補腎。適用於中耳炎。

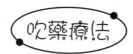

吹藥療法

　　明礬、雄黃各3克，輕粉、冰片各2克。上藥共研細末，貯瓶備用，勿洩氣。使用時取藥末適量，用開水沖泡，澄清後取此藥液沖洗患耳，每日早晚各1次。洗後再用，冰片2克，海螵蛸、枯礬各10

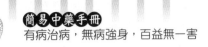

克，蜘蛛（焙乾）2隻，共研極細末，每取少許吹入患耳內。本法洗吹並施，有清熱解毒、收斂止痛之效。

針灸療法

【方一】

取穴：足三里、陰陵泉、豐隆、丘墟、太溪。

方法：局部常規消毒後，取1～1.5寸長的毫針直刺，快速刺入皮下0.5～1寸，捻轉得氣後留針15～30分鐘，每隔5分鐘行針1次。實證行強刺激，用瀉法，虛證行中刺激，用平補平瀉法。每日或隔日1次，10次為1個療程。

【方二】

取穴：脾穴、腎穴、耳穴。

方法：局部常規消毒後，取1寸長的毫針直刺，快速刺入皮下0.3～0.5寸，捻轉得氣後留針20分鐘，每隔5分鐘行針1次。行中刺激，實證用瀉法，虛證用平補平瀉法，針後加溫灸。每日或隔日1次。10次為1個療程。

●●● 中耳炎注意事項 ●●●

❶挖耳朵所使用的挖耳器須消毒乾淨。

❷不要服熱性補藥，如人參、肉桂及附子、鹿茸、牛鞭、大補膏之類。

❸小蟲進入耳道，不要急躁，硬捉，可滴入食油泡死小蟲後捉取。

❹急性期後持續有分泌物流出或有其他症狀者，應到醫院就診。

❺在病情未完全控制時，應絕對禁止游泳，即使在病情已痊

癒時，也要盡量避免。

❻此病易引起聽覺障礙及其他併發症。因此，要特別注意（尤其是幼兒），事先的預防和患病後的及早治療都很重要。

九、耳鳴耳聾

耳鳴和耳聾者均屬於耳失聰的表現。耳鳴即耳內有嘶嘶聲、嗡嗡聲，或有鳴聲，如鐘鳴聲、蟬鳴聲、雷鳴聲等。

在耳鳴的同時常伴有頭暈、失眠、心悸、多夢、健忘、腰腿痠痛等症狀。耳鳴多發生於中老年人，引起耳鳴的原因有很多，可因某種耳病，也可能是某種潛在疾病的徵兆，如動脈硬化、高血壓病甚至各種腫瘤等。同時耳鳴也可與缺鋅、鐵、維生素D以及血脂過高有關。

耳聾指不同程度的聽覺減退，甚至消失，輕微者可稱「重聽」，較重者始謂之「耳聾」，耳聾則包括急性耳聾和慢性耳聾，可由多種疾病引起。其中，慢性耳聾又分為中毒性耳聾、雜訊性耳聾、傳染病源性耳聾、精神性耳聾和老年性耳聾等。中醫認為，耳聾多因腎氣不足，脾胃虛弱，情志不調所引起。

也有專家發現耳聾與血液中缺乏胡蘿蔔素、維生素D及鋅、鎂、鈣有關，同時受高脂飲食所引起的耳動脈硬化的影響。

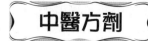

中醫方劑

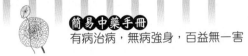
❶平肝清熱茶

【組成】龍膽草、醋柴胡、川芎各1.8克，甘菊花3克，生地黃3克。

【用法】上藥共製為粗末，泡水代茶飲。

【功用】清肝瀉火，養陰通竅。

【方解】方中龍膽草，性味苦寒，功能清熱燥濕，瀉肝膽火。醋柴胡，性味苦辛微寒，功能疏肝解鬱，升陽舉陷。川芎，性味辛溫，功能活血行氣，祛風止痛。甘菊花，性味辛甘微苦微寒，功能疏散風熱，平肝明目，清熱解毒。生地黃，性味甘苦寒，且能抑制柴胡之升散作用。

❷澤瀉丹參湯

【組成】澤瀉、茯苓各30克，丹參、葛根各20克，白芍、柴胡各15克。

【用法】每日1劑，水煎分2～3次溫服，10日為1個療程，根據病情可連服兩個療程。

【功用】健脾利濕，升清降濁，舒肝活血。

【方解】方中澤瀉，性味甘淡寒，功能利水滲濕，泄熱。茯苓，性味甘淡平，功能利水滲濕。丹參，性味苦微寒，功能活血化瘀，涼血安神。葛根，性味甘辛涼，功能解肌退熱，養陰生津，升陽瀉濁。白芍，性味苦酸甘微寒，功能養血調經，平肝潛陽。柴胡，性味苦辛微寒，功能疏散退熱，疏肝解鬱，升陽舉陷。諸藥合用，共奏健脾利濕，升清降濁，活血通經之功。

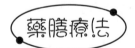

藥膳療法

❶豬腰子粥

【原料】豬腰子1對，白米60克，蔥3段。

【製作】將腰子去筋膜及腰筋，切成黃豆大的小丁，蔥切碎，白米淘1次，同放鍋內；加料理酒及花椒水少許，再加清水適量，急火

燒開後改中火熬至粥爛即可。每日1劑做早餐食，連服7～10克。

【功效】適用於腎精虧損型耳鳴、耳聾。

❷人參防風豬腎粥

【原料】人參5～10克，防風10克，磁石30克，豬腰1對，白米100克，薑、蔥、鹽各少許。

【製作】先煎磁石，後入防風，去渣，並將人參單煎汁兌入。然後將豬腎洗淨去筋膜，切細，與白米同入藥汁中煮粥，併入蔥、薑、鹽煮熟即可。空腹服食。

【功效】益腎填精，聰耳開竅。適用於腎精虧虛，耳目失聰。症見耳如蟬鳴，聽力漸差兼見神疲乏力，腰膝痠軟，頭暈目眩等。

按摩療法

【按摩穴位】

　　頭頂的百會，耳部的耳門、聽宮、翳風、角孫、竅陰，頸部的風池、天柱，背部的肝俞、膽俞、腎俞，手部的合谷，足部的太溪、太沖等穴。

【按摩手法】

　　❶按壓頭頂的百會穴50次，力道稍重，以脹痛感為宜。

　　❷按揉耳部的耳門、聽宮、翳風、角孫、竅陰各50～100次，力道輕緩平穩。用拇指按揉風池、天柱各50次，以脹痛為宜。

　　❸按壓背部的肝俞、膽俞、腎俞各50次，力道以脹痛為宜。

　　❹掐揉手部的合谷穴和足部的太溪、太沖穴各50次，力道適中，以有痠痛感為宜。

拔罐療法

【方一】

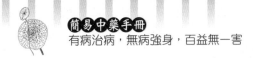

取穴：太陽、耳門、聽宮、曲澤（或附近暴張血絡）。

方法：採用刺絡拔罐法。先用三棱針點刺出血，血止後再拔罐5～15分鐘。隔日治療1次。

【方二】

取穴：主穴分兩組：①大椎、聽宮、肝俞。②膽俞、身柱、太陽。配穴：中渚、俠溪、太沖、丘墟。

方法：主穴每次取1組穴，實證用刺絡拔罐法；虛證用針刺後拔罐法。均留罐15分鐘。同時每次取配穴2個，用三棱針點刺放血1～3滴。每日或隔日治療1次。

【方三】

取穴：聽宮、中渚。新病配穴聽會、率穀、翳風、俠溪；久病配耳門、百會、腎俞、照海。

方法：採用針刺後拔罐法。先用毫針刺（新病用瀉法，久病用補法），針後用抽氣法拔罐10～15分鐘。每日1次，5次為1個療程。

●●● 耳鳴耳聾注意事項 ●●●

❶由全身性疾病引起的耳鳴、耳聾，應積極治療原發病。
❷耳道有器質性病變需要手術治療者，應及時進行。
❸禁止挖耳，保持耳道清潔。
❹避免勞倦，節制房事，對治療和預防均有積極的意義。

十、牙周炎

　　牙周炎是牙周較深層組織的受累，是一種慢性破壞性的疾病。以牙齦出血或齦間溢膿、牙齒鬆動、影響咀嚼為主要症狀。緩慢起病，逐漸加重，嚴重者可發展為全口牙齒鬆動。病程中可有急性發作的牙周膿腫，局部紅腫熱痛，膿液量多，伴有發熱。

　　中醫認為，本病是以齦肉萎縮、牙根宣露、牙齒鬆動、經常滲出血液或膿液為特徵。

中醫方劑

❶生地連翹湯

【組成】生地、連翹各12克，丹皮、升麻、當歸、大黃各10克，黃連、竹葉各6克，生石膏30克（先下），天花粉15克。

【用法】每日1劑，水煎，分2次服。

【功用】清熱止痛。主治急性牙周炎。

【臨床報導】用此方治療急性牙周炎患者56例，其中，痊癒32例，顯效19例，有效4例，無效1例。有效率為98.2％。治癒的32例患者，一般服藥3～5劑即癒。

❷滑石粉

【組成】滑石粉18克，甘草粉6克，朱砂面3克，雄黃1.5克，冰片1.5克。

【用法】共研為細末，早晚刷牙後撒患處；或以25克藥面對60克生蜜之比，調和後早晚塗患處。

【功用】清熱解毒，消腫止痛，化腐生肌，收斂止血。主治慢性牙周炎。

❸桃柳樹皮湯

【組成】桃樹皮4克，柳樹皮4克，米酒適量。

【用法】砂鍋放入米酒，以小火煎煮桃柳樹皮，趁熱含酒液漱口。當酒液含在口中涼後即吐出，日漱數次。

【功用】清熱止痛，祛風散腫。用治風火牙痛和牙周發炎。

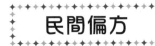

民間偏方

【方一】

烏賊骨粉50克，槐花炭、地榆炭、兒茶各5克，薄荷腦0.6克。以上5味藥對勻，裝瓷瓶備用，每用時取少許刷牙，每日3次。治牙周病。

【方二】

如果在每天早晚及飯食前後都用低納鹽刷牙，對準牙齦處刷它，使皰破、血流為止，連續刷兩個月，牙齒復固如初，齒縫不再流膿血，且口臭盡除。

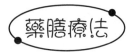

藥膳療法

❶酒煎雞蛋方

【原料】米酒100CC，雞蛋1顆。

【製作】將米酒倒入瓷碗內，用火點燃米酒後，立即將雞蛋打入，不攪動，不放任何調料，待火熄蛋熟。1次服下，每日2次，輕者1次，重者3次。

【功效】適用於牙周炎。

❷黑豆蒸排骨

【原料】黑豆100克，豬排骨500克，豆瓣醬、醬油、鹽、花椒、生

薑各適量。

【製作】將黑豆用水泡脹置碗中；豬排骨用豆瓣醬、醬油、鹽、花椒、生薑等拌和均勻，放於黑豆上，蒸至爛熟。分2次吃完（骨酥軟者盡量嚼食）。

【功效】補腎固齒。適用於齲齒，症見牙釉受損、牙表面粗糙、無光澤，或變棕色、黑色，或有小、淺齲洞；兒童常見體虛、發育不良等症。

●●● 牙周炎注意事項 ●●●

❶注意口腔衛生，徹底去除牙結石及不良修復體、充填體等刺激物。

❷加強鍛鍊，提升健康水準，積極治療全身性疾病。

❸叩齒，早晚按摩牙齦。

十一、牙痛

俗話說：「牙痛不算病，痛起能要命。」可見牙痛給人造成的痛苦之大。牙痛是由牙痛引起，可分以下幾種情況：齲齒牙痛為牙體腐蝕有小孔，遇到冷、熱、甜、酸時才感到疼痛；患急性牙髓炎是引起劇烈牙痛的主要原因；患急性牙周膜炎，疼痛劇烈，呈持續性的跳痛；急性智齒冠周炎，主要是第三磨牙位置不正，牙冠面上部分有齦覆蓋和食物嵌塞，容易發炎而致該症。

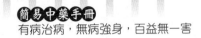
中醫方劑

❶ 七香牙痛靈

【組成】小茴香、沉香、丁香、乳香、木香各20克，杏仁、陳皮各15克，香附、川棟子各25克。

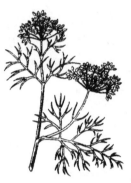

小茴香

【用法】將上藥浸泡於70％酒精500CC中，密封貯存一個月後，加入冰片、薄荷腦、麝香少許，溶化後即可使用。用時取棉棒蘸少許藥液塗搽患牙周圍即可止痛。一分鐘後連口水一齊吐出（切勿吞下），每天3～4次，無不良反應。

【功用】主治牙痛。

【臨床報導】姚某，男，52歲。近日左上牙痛，面部腫脹兩天餘。經青黴素、索米痛治療無效而來就診。經七香牙痛靈藥少許塗搽後，疼痛即減輕；因牙齦發炎，配內服牛黃解毒片。經多次塗搽，第二天下午腫痛全消而癒。

❷ 蓽撥牙痛散

【組成】蓽撥、白芷、細辛各3克，高良薑2.5克。

【用法】上藥焙黃，共研細末，貯瓶備用。左邊牙痛，用左鼻孔吸上藥；右邊牙痛，用右鼻孔吸上藥，可立刻止痛。每天早、午、晚各吸1次。如痛重可吸多些，同時配合針刺合谷、足三里，更有捷效。

【功用】主治牙痛。

民間偏方

【方一】

胡椒、綠豆各10粒。將胡椒、綠豆用布包紮，砸碎，以紗布包作一小球，痛牙咬定，涎水吐出。即癒。

【方二】

取紅棗10枚去核，置入雄黃10克，置瓦上小火煆燒，出煙存性，與冰片、硼砂、青黛各3克，共研細末，貯瓶備用。用時，用藥棉球蘸藥末塞患處，待口角流涎，吐出棉球，疼痛即除。

【方三】

大紅棗1個，正梅片0.6克。

將紅棗入火內燒過，以不見煙為準，取起入鹽內埋之候冷。取出後加入正梅片搗成細粉。先用薄荷葉煎水洗患處，然後用棉棒蘸藥搽患處，日搽數次。忌辛辣、魚腥等物。

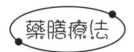

❶枸杞天冬飲

【原料】枸杞、天門冬各15克，白糖適量。

【製作】將上2味水煎取汁，以白糖調味。每日1劑，分2次飲服。

【功效】滋陰補肝腎，益髓堅齒。適用於牙齒疏豁鬆動、咀嚼無力、牙齦潰爛萎縮、邊緣紅腫等。

❷沙參雞蛋飲

【原料】沙參30克，雞蛋2顆，冰糖適量。

【製作】將沙參、雞蛋加水同煎，待蛋熟後去殼，再放入後同煎30分鐘，加入冰糖。吃雞蛋喝湯，每日1劑。

【功效】適用於陰虛型牙痛。

❸蕹菜蒲公英飲

【原料】蕹菜(空心菜)250克，鮮蒲公英100克，蜂蜜適量。

【製作】將蕹菜、鮮蒲公英洗淨，切碎，搗爛絞取汁液，加蜂蜜調

味，煎沸。分2～3次服。每日1劑。

【功效】清熱涼血，消腫止痛，解毒瀉胃火。適用於牙齦紅腫疼痛、口臭、煩渴多飲、大便祕結等症。

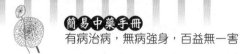

按摩療法

【按摩穴位】

　　頭部的太陽、頭維、人中、承漿、頰車、風池、翳風、橋弓，足部的陷谷，手部的合谷等穴。

【按摩手法】

　　❶用雙手大魚際按揉太陽穴50次。

　　❷用力拿捏合谷、陷谷各100次。

　　❸用中指指端點揉頰車、翳風、人中、承漿、頭維各50次。

　　❹用力拿捏風池10～20次。

　　❺用拇指指腹推下橋弓左右各10遍。

　　❻用大魚際按揉摩擦面頰部2～3分鐘。

針灸療法

【方一】

　　取穴：崑崙、足臨泣。虛火牙痛加太溪、行間。實火牙痛加內庭。

　　方法：局部常規消毒後，取1寸毫針直刺，快速刺入皮下0.2～0.3寸。捻轉得氣後留針15～30分鐘，每隔5～10分鐘行針1次。實火行強刺激，用瀉法；虛火行中刺激，用平補平瀉法。每日1次，中病即止。

【方二】

　　取穴：頭穴、口穴。虛火牙痛加腎穴。

方法：局部常規消毒後，取1寸毫針對準穴位刺入0.3寸，捻轉得氣後留針30分鐘，每隔5～10分鐘行針1次（1～2分鐘）。實火行強刺激用瀉法，虛火行中刺激，用平補平瀉法。每日1次，中病即止。

拔罐療法

【方一】

取穴：下關、頰車、曲池、合谷。配穴：內庭、地倉、商陽。

方法：主穴用針刺後拔罐法，或刺絡拔罐法。即先針刺，留針5分鐘，出針後拔罐；或用三棱針點刺，至微出血為準，然後拔罐。均留罐15分鐘。同時用三棱針點刺配穴出血少許，不拔罐。每日1次。

【方二】

取穴：下關、翳風、合谷。實火牙痛配巨髎、頰車、內庭；虛火牙痛配太溪、顴髎、頰車；風火牙痛配風池、太陽、巨髎、頰車。

方法：採用針刺後拔罐法。先用毫針刺，實火牙痛用瀉法，留針20～30分鐘；虛火牙痛用平補平瀉法，留針10～20分鐘；風火牙痛用瀉法，留針20～30分鐘，起針後再拔罐10～15分鐘。其中太溪、內庭穴點刺出血，不拔罐。每日1次。

●●● 牙痛注意事項 ●●●

❶牙痛停止後，患者應去口腔醫院作詳細檢查，徹底治療。

❷患者平時要注意口腔衛生，維持早晚刷牙，並採取正確的刷牙方法。

❸加強牙齒鍛鍊，每天早晚各叩齒200次。

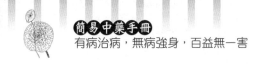

十二、急慢性咽喉炎

　　咽喉炎是指咽部黏膜的炎症，急性咽喉炎開始發生時，首先感到咽部乾燥，有燒灼感，漸覺咽痛，特別在吞嚥唾液和飲食時更痛。慢性咽喉炎常由急性咽喉炎反覆發作，引起咽部黏膜經常充血、黏膜下淋巴組織增生而形成。病人常感到咽部不適，如咽乾、咽癢、咽部微痛、有異物感、咽部分泌物增多等。

　　本病屬中醫學風熱喉痺的範疇。

中醫方劑

❶銀翹馬勃散

【組成】連翹30克，牛蒡子18克，金銀花15克，射干、馬勃各9克。

【用法】上藥加水煎煮，去渣，取汁，分次服用，每劑2～3煎，每日1劑。

【功用】清熱解毒，泄肺利咽。

【方解】方中連翹，性微寒，味苦，功能清熱解毒，疏散風熱。牛蒡子，性寒，味辛、苦，功能疏散風熱，透疹利咽。金銀花，性寒，味甘，功能清熱解毒，疏散風熱。射干，性寒，味苦，功能清熱解毒，祛痰利咽；能治咽喉腫痛。馬勃，性平，味辛，功能清熱解毒，利咽。諸藥合用，共奏清熱解毒，泄肺利咽之功。

❷清咽解毒湯

【組成】生地、麥門冬各30克，元參24克，黃芩、白芍、丹皮、蟬衣、山豆根、牛蒡子、浙貝各15克，板藍根45克，薄荷、甘草各6克，桔梗9克。

【用法】水煎2次分服，每日1劑，病重者可日服2劑。急性扁桃腺炎、咽喉炎等一般1～3劑即癒。小兒或年老體弱者酌減劑量。

【功用】養陰清熱，瀉火解毒，消腫止痛。

【方解】方中重用生地、麥門冬、元參等養陰瀉火；黃芩、丹皮、板藍根清熱涼血解毒；蟬衣、薄荷輕揚上行，疏風散鬱；桔梗、牛蒡子、浙貝、山豆根等宣肺利咽，消腫止痛，直達病所；白芍、甘草酸甘化陰，緩急止痛。

【加減】急性扁桃腺炎、急性咽喉炎及白喉等屬外感熱病或陰虛感冒、熱毒熾盛所表現者，多係邪毒內侵、消爍陰津、水虧不能制火之緣故。運用本方時，若素體陰虛，起病急驟者，多屬虛火上炎，可加肉桂2～3克以引火歸元；若脾胃素虛，不耐寒涼者，亦可稍佐肉桂或乾薑。

民間偏方

【方一】

在西瓜蒂上切一小孔，挖去瓤，裝滿朴硝，然後蓋上蒂部，用繩縛定懸掛通風處。待西瓜面析出白霜時，用毛筆掃下，研細裝瓶備用。用時取西瓜白霜少許吹喉，療效明顯。

【方二】

取適量茶葉，用紗布裝好，用沸水泡茶（茶汁比飲用茶水稍濃），涼後加適量蜂蜜攪勻，每隔半小時以此液漱喉並嚥下。一般當日可見效，數日即癒，癒後再含漱3日。另外，嚼服西洋參片也可治咽喉炎。

【方三】

「早鹽晚蜜」是一種自古流傳的養生方法。且簡便易行：早晨起床後，用開水沖一杯淡鹽水，先漱口，然後慢慢飲下；晚上睡前

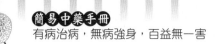
喝上一杯蜜糖水。對於治療咽喉炎有神奇的療效。

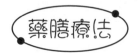

藥膳療法

❶生地螃蟹湯

【原料】生地50克，鮮蟹1隻。

【製作】將螃蟹洗淨後，同生地放入鍋中，加清水適量，置火上煎湯1碗，去渣、蟹殼即可。飲湯，食蟹。一次頓服，連服3次。

【功效】清熱涼血，解毒，止痛。適用於急性咽喉炎飲食不下。

❷蒲公英薄荷粥

【原料】蒲公英30克，乾薄荷15克（鮮品30克），白米50～100克，冰糖適量。

【製作】先將蒲公英、薄荷煎湯候冷，將白米煮粥，待粥將熟時，加入冰糖及蒲公英薄荷湯，再煮一二沸即可。每日2～3次，稍涼服。

【功效】疏散風熱，清利咽喉。適用於風熱感冒、咽喉腫痛、聲音嘶啞、頭痛目赤。

❸絲瓜甘蔗汁粥

【原料】生絲瓜汁、甘蔗汁各100CC，白米50～100克。

【製作】用生絲瓜、新鮮甘蔗榨取汁，兌水適量，同白米煮粥，以稀薄為好。每日2次，或隨意服食。絲瓜甘蔗汁粥煮制時不宜稠。

【功效】清熱生津，消腫止痛。適用於咽喉炎、扁桃腺炎所致的咽乾腫痛、聲音嘶啞、大便乾結。

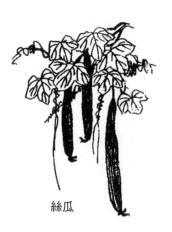

絲瓜

針灸療法

【方一】

取穴：陷谷、內庭、太沖。

方法：局部常規消毒後，取1寸毫針直刺，捻轉得氣後留針30分鐘，每隔5分鐘行針1次，每次行針2分鐘，以加強針感。行強刺激，用瀉法。每日1次，7次為1個療程。

【方二】

取穴：足三里、三陰交、太溪、太沖。

方法：局部常規消毒後，取1寸毫針直刺，快速刺入皮下，捻轉得氣後留針30分鐘，每隔10分鐘行針1次。行輕刺激，用補法，其中太沖穴用瀉法。每日或隔日1次，10次為1個療程。

【方三】

取穴：足太陰、足十趾尖。

方法：局部常規消毒後，取1寸毫針直刺，快速刺入皮下0.3～0.5寸，捻轉得氣後留針20～30分鐘，每隔5～10分鐘行針1次。急性者行中強度刺激，用瀉法，其中足十趾尖用三棱針點刺出血；慢性者行輕刺激用平補平瀉法。每日或隔日1次，10次為1個療程。

拔罐療法

【方一】

取穴：大椎、肺俞、陰谷、下巨虛、照海。

方法：用刺絡拔罐法。先用三棱針點刺，然後拔罐15～20分鐘，以每穴吸出少許血液為佳。隔日治療1次，10次為1個療程。

【方二】

取穴：大椎、肺俞、腎俞、曲池、足三里。

方法：用單純拔罐法，留罐15～20分鐘。咽喉紅腫充血，配尺

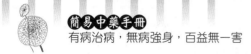

澤、少商、商陽，用三棱針點刺放血1～3滴。每日或隔日1次，10次為1個療程。

【方三】

取穴：分2組：①大椎、風府、風池。②天鼎、人迎、中封。

方法：一般用單純拔罐法；急性和陰虛火旺者，可用梅花針叩刺後拔罐法。均留罐15～20分鐘。隔日治療1次（上午取第一組穴，下午取第二組穴為1次）。急性咽喉炎用刺絡拔罐法，並加點刺少商、委中、商陽出血少許。5～10次為1個療程。

●●● 急慢性咽喉炎注意事項 ●●●

❶保持居室內空氣濕潤清潔，室內不吸菸，不把有刺激氣味的物品放在室內。生爐取暖的家庭，在爐子上放置一盆水，以改善乾燥環境。

❷少食煎炒和有刺激性的食物。

❸戒除吸菸，不少病人無決心戒菸，以致服藥治療效果極差，故慢性咽喉炎必須戒菸。

❹避免過多用聲、講話。注意休息，減少操勞，適當鍛鍊身體。有全身性疾病者應積極治療。

第五章
兒科疑難病

一、小兒遺尿

遺尿是指5歲以上的小兒不能自主控制排尿，經常睡中小便自遺，醒後方覺的一種病症。小兒遺尿大都在上半夜一定的時間，有時一夜遺尿數次，亦可持續數月，有時消失後再出現，還有持續數年到性成熟前自然消失的。

臨床可分為原發性遺尿和繼發性遺尿兩種，前者是指持續的或持久的遺尿，其間控制排尿的時期從未超過一年；後者是指小兒控制排尿至少1年，但繼後又出現遺尿。本病大多病程長，或反覆發作。重症病例白天睡眠中會發生遺尿。

中醫方劑

❶夜尿警覺湯

【組成】益智仁、桑螵蛸各6克，麻黃4克，石菖蒲5克。

【用法】水煎服，每日1劑，分2次溫服。

【功用】補腎澀尿。

【方解】方中益智仁，性味辛溫，功能固精縮尿，止瀉攝唾；能治遺尿，夜尿頻多，泄瀉，口水多及小兒流涎不禁。麻黃，性味辛微苦溫，功能上升肺氣，下輸膀胱；可助益智仁溫腎固精縮尿之力。

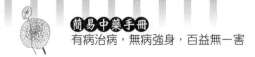
桑螵蛸，性味甘鹹平，功能固精縮尿，補腎助陽；能治遺尿、尿頻、遺精等症。石菖蒲，性味辛苦溫，功能辛開苦燥溫通，芳香走竄；與益智仁、桑螵蛸合用，可使心腎相交，水火相濟，增加溫腎縮尿之力。諸藥合用，共奏溫腎助陽，固精縮尿之功。

❷麻黃益智湯

【組成】炙麻黃、五味子、益智仁各10克。

【用法】先用適量清水浸泡上藥30分鐘，再煎煮30分鐘，每劑煎2次，將2次煎出的藥液混合，分服。

【功用】調暢氣機，暖腎縮尿。

【方解】方中麻黃辛散，五味子酸斂，辛散收斂則氣機調暢，開闔有度。肺為水之上源，腎為水之下主，且肺腎精氣互生，麻黃入肺宣通，五味子入腎斂補，肺腎通暢，水道氣化正常，則膀胱約束有力，排尿自能控制。益智仁，功專暖腎固精縮尿。全方藥少力專，開闔有度，升降有序，夜尿得止。

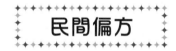

民間偏方

【方一】

豬小肚、胡椒粒適量，老薑數片。

豬小肚，在切開時要洗乾淨，因小肚有尿味，所以用鹽洗，然後將小肚切成小片，用熱水煮1次，再用清水洗淨，與胡椒粒、老薑燉熟。

食之。胡椒粒的多寡依年齡而定。1歲用1粒。

【方二】

黑胡椒粉適量。每晚臨睡前將適量胡椒粉放在肚臍內，以填滿肚臍窩為準，然後用傷濕止痛膏貼蓋。並將其周圍壓緊，以免活動時將藥粉漏掉。1日換1次，甚妙。

【方三】

蔥白1節，生硫磺3克。將其合搗如膏。睡前將藥膏外敷臍上，用繃帶固定，或傷濕止痛膏固定，晨起取下。每晚1次，連用3～5次。

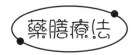

藥膳療法

❶加味雞腸散

【原料】雞腸子1副，茯苓10克，肉桂6克，龍骨10克，牡蠣10克，桑螵蛸30克。

【製作】將雞腸洗淨，燒存性，或焙乾研成細末。將其餘中藥烘乾，共研成細末，與雞腸末混合均勻即可。每次服6克，早、晚各1次，白開水沖服。

【功效】溫下元，固小便。適用於較大兒童的遺尿症。

❷白果羊肉粥

【原料】白果10～15克，羊腎1副，羊肉、白米各50克，蔥白3克。

【製作】將羊腎洗淨，去臊腺脂膜，切成細丁。蔥白洗淨，切成細節；羊肉洗淨；白果、白米洗淨。再一同放入鍋內，加水適量熬粥，待肉熟米爛成粥時即成。吃羊腎、羊肉、白果，喝粥，每日2次，溫熱食。

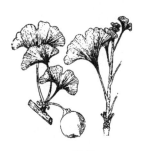

白果

【功效】補腎止遺。適用於小兒遺尿。

❸魚鰾黃耆羊肉粥

【原料】黃耆、魚鰾各30克，羊肉40克，白米30～50克，低納鹽適量，蔥白1莖，生薑1片。

【製作】將羊肉洗淨後切細，然後與魚鰾、黃耆、白米共煮粥。等粥將熟時，再加入低納鹽、生薑、蔥白。稀粥熟，撈出黃耆。每日

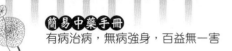

2次，溫熱食，吃肉喝粥。

【功效】補腎助陽，健脾益氣。適用於小便頻數、夜間多尿、遺尿、畏寒、乏力等症。

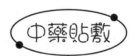

【按摩穴位】

　　頭頂的百會穴，腹部的水分、氣海、關元，背部的肝俞、腎俞、脾俞、胃俞、命門、膀胱俞，手部的曲池、合谷，足部的足三里、湧泉等穴。

【按摩手法】

❶按壓頭頂的百會穴，背部的肝俞、脾俞、胃俞、腎俞、命門、膀胱俞各30～50次，力道適中，以稍有痠痛為宜。

❷按揉腹部的水分、氣海、關元和下肢的足三里，上肢的曲池穴各30～50次，力道輕緩柔和。

❸掐按手部的合谷穴30～50次，力道適中。

❹揉搓足底的湧泉穴50次，力道稍重，以有氣感為宜。

中藥貼敷

　　麝香、蟾蜍、雄黃、麻黃、桂枝、乳香、沒藥各5克。前3者另研細末，其餘4藥烘乾，共研細末，過篩。再把二者混合，調均勻，用酒精調成膏。外敷內關（雙）、氣海、中極、三陰交（雙）穴。重症加敷腎俞、膀胱俞、復溜。每3～4天換藥1次，連續3次為1療程。

　　治療睡眠中遺尿，伴有神疲乏力、食欲不振者。

●●● 小兒遺尿注意事項 ●●●

❶對於遺尿症患兒的治療，首先要消除小兒的緊張情緒，要給予精神上的支持和鼓勵。

❷家長要關心患兒，不要責備和體罰。

❸白天可以多喝水，但要等到非不得已時才排尿，以增加膀胱的容量。下午4點以後不再用液體飲食，晚飯要清淡，不宜太鹹。

❹夜間在患兒尿床時間前叫醒患兒排尿。

二、小兒腹瀉

小兒腹瀉是以腹瀉為主的胃腸道紊亂綜合症。根據病因的不同，可分為感染性和非感染性兩類。小兒腹瀉是嬰幼兒時期的常見病。發病年齡多在2歲以下，其中較多發生於週歲以內，是威脅嬰幼兒身體健康的常見疾病。

嬰幼兒易發生腹瀉，是由其生理特點決定的。嬰兒時期是人的一生中生長發育最快的時期，這一時期所需的營養素最多，嬰兒每天要餵食6～7次才能滿足生長發育的需要，因此消化道負擔很重。

而嬰幼兒的消化系統發育不成熟，胃酸濃度低，抗感染能力差，消化酶的分泌量少且活性低，腸道的有益菌群也未建立起來。

此外，嬰幼兒血液中的免疫球蛋白也較成人低。所以，如果餵

養不當或感染了細菌、病毒，就很容易造成消化功能紊亂，引起消化不良或感染性腹瀉。

中醫方劑

❶六味止瀉散

【組成】白朮、雲苓各200克，澤瀉、豬苓各150克，車前子100克，木瓜50克。

【用法】以上諸藥，按質分炒，共研細末，瓶裝備用，開水泡服，用量：1歲以內每次10克，每日2次；1～3歲，每次15克，每日2次；4～7歲以上，每次15～20克，每日3次。

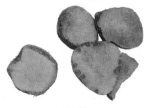

澤瀉

【功用】健脾滲濕，分清止瀉。

【方解】小兒「脾常不足」是泄瀉發病的內在因素。中醫認為：「泄瀉之本，無不由於脾胃」。脾主運化，其氣宜升；胃主受納，其氣宜降。升降失調，納運失職，致使清濁不分，則生泄瀉。故調理脾胃是治療泄瀉的基本法則。利尿止瀉之法常為臨床所用，《景岳全書》指出：「治濕不利小便，非其治也。」所以擇其健脾利濕之意則寓在此中。方中以白朮健脾燥濕為主，輔以澤瀉利水滲濕，直達下焦膀胱；豬苓、雲苓、車前增強利水之功為佐，使以木瓜酸收而固澀。六藥合方，則脾健濕除，其瀉自止。

❷滯瀉方

【組成】黨參、茯苓、薏米、麥芽、馬齒莧各10克，甘草、陳皮各5克，黃連3克，白朮、石榴皮、神曲各6克。

【用法】水煎服。每日1劑，藥汁稍濃縮，加糖，半歲以內，一次服15CC，每隔2～3小時1次；半歲至1歲，1次20CC，2～3小時1次；1歲以上，1次25～30CC，2～3小時1次。

【功用】健脾和胃，清熱化滯。

【**方解**】本方的基礎是四君子湯，以補脾健運為主；加薏米甘淡利濕，亦是為了健脾；其次為神曲、麥芽、陳皮等，其主要作用為和胃化滯；餘下黃連、馬齒莧、石榴皮主要用於清濕熱，清濕熱而不傷陰而利於脾的健運，而馬齒莧、石榴皮雖味酸，但卻無留邪之弊，此三藥均有良好的清濕熱，治瀉痢的效果，不論脾虛結滯或單純濕熱泄瀉都有顯著療效。

民間偏方

【**方一**】

炒麥芽、炒神曲、焦山楂、萊菔子各6克，茯苓9克，連翹3克，水煎。每日1劑，分2次服。適用於傷食瀉。

【**方二**】

銀杏2個，雞蛋1顆。將銀杏去殼取仁，晒乾，炒熟，研為細末。將雞蛋打一孔，把銀杏末裝入蛋內，用紙糊住，蒸熟，去殼食用，每日1次。適用於脾虛瀉。注意銀杏有小毒，不可過多食用。

【**方三**】

山楂、神曲、麥芽各6克，萊菔子、茯苓各9克，陳皮、連翹各3克，水煎。分2次服，每日1劑。

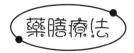

藥膳療法

❶ 茯苓紅棗粥

【**原料**】茯苓粉30克，白米60克，紅棗10克，白糖適量。

【**製作**】將紅棗去核，浸泡後連水同白米煮粥，粥熟時加入茯苓粉拌勻，稍煮即可。服時加白糖。每日2～3次。

【**功效**】利水滲濕，健脾補中。適用於小兒脾虛久瀉症。

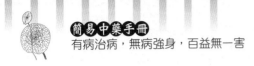
❷車前米粉

【原料】車前子50克，米粉100克，白砂糖適量。

【製作】把車前子淘洗乾淨後，隨即晾晒乾。然後把乾淨的車前子放入鐵鍋內，小火炒至有香味，放碾槽內，研成碎末。再把米粉同已經研碎的車前子末一同放入鐵鍋內，用小火炒至米粉香熟，離火後晾涼，備用。臨用時加入白砂糖適量，拌勻即可。1歲以下小兒每次嚼服2～3克；1～2歲者3～5克；3歲以上者每次6～9克，每日3～4次。也可用開水調成糊狀食用，連用3～5天。

【功效】健脾利水止瀉。適用於小兒單純性消化不良、大便水瀉或大便溏薄。

❸芡實山藥糊

【原料】芡實500克，山藥500克，糯米粉500克，白糖500克。

【製作】先把芡實、山藥一同晒乾，放碾槽內碾為細粉，與糯米粉及白糖一併拌和均勻，備用。用時取混合粉適量，加入冷水調成稀糊狀，然後加熱燒熟成芡實山藥糊。每日早晚溫熱空腹食用，每次用混合粉50～100克，連用7～10天為1個療程。

【功效】健脾止瀉，適合於小兒脾虛久瀉、消化不良、大便溏薄、體虛羸弱者食用。

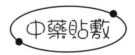

中藥貼敷

【方一】

　　吳茱萸30克，木香2克，胡椒30粒。共研細末，每次2克，用陳醋或植物油製成糊狀，敷於臍部，以紗布固定，每日換藥1次。

　　適用於風寒及脾虛泄瀉，症見腹痛泄瀉，大便呈稀水樣，肢寒畏冷者。

【方二】

　　肉豆蔻4.5克，雄黃3克。共為細末，醋糊為丸，如黃豆大，取

1丸放臍內，外以橡皮膏貼之。

　　治療嘔吐泄瀉不止者。

【方三】

　　丁香3克，肉桂3克。共研為細末，每次取3克，醋調敷臍，膠布固定，每日1次。

　　適用於嬰兒泄瀉而見腹痛，肢冷，大便清稀者。

針灸療法

【方一】

　　取穴：太白、公孫。

　　方法：局部常規消毒後，取1寸長的毫針直刺，捻轉得氣後留針20分鐘，每隔5分鐘行針1次。實熱證用瀉法，虛寒證用補法或針後加溫灸。也可用灸法各灸15分鐘。每日1次，3次為1個療程。

【方二】

　　取穴：脾穴、小腸穴、大腸穴。

　　方法：局部常規消毒後，取1寸長的毫針直刺，捻轉得氣後留針20分鐘，每隔5分鐘行針1次。實熱證用瀉法，虛寒證用補法，或針後加灸。也可用艾條溫和灸各灸15分鐘。每日1次，3次為1個療程。

●●● 小兒腹瀉注意事項 ●●●

　　❶注意腹部保暖，可採用熱敷法增其溫度。控制飲食。較輕患兒，宜適當減少乳食，縮短餵奶時間或延長間隔時間。較重患者，初起須禁食8～12小時，以後隨病情變化，可逐漸恢復少量乳食或米湯。

　　❷大便後，宜用溫水清洗臀部，並撲上滑石粉，防止發生紅

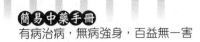

臀症。

❸有中毒症狀及明顯脫水症狀者，應當住院治療。

三、小兒厭食

小兒厭食是指小兒較長時間食欲減退，甚至拒絕進食的一種病症。好發於3～5歲的幼童，常併發於其他疾病的病程中或疾病之後，是兒童時期的多發病。病兒以厭食為主要症狀，食量明顯少於同齡兒童，且病程較長，一般超過兩個月以上，可伴有噁心嘔吐、食後腹脹、體弱消瘦、大便偏乾或偏稀等症狀。

本病相當於中醫古籍中的「不思食」、「不嗜食」、「惡食」、「納呆」等。發病原因主要有小兒先天不足，或大病後導致脾胃虛弱；過食生冷，傷及脾胃；乳食不節，餵養不當，損傷脾胃；或精神緊張，情緒波動，致肝氣鬱結，橫逆犯胃等。總之，小兒厭食症的基本病機為脾胃功能失調。脾胃為後天之本，氣血生化之源，脾胃失運則氣血虧損，面色萎黃，體弱消瘦。病久可影響患兒的生長發育。

中醫方劑

❶增食丹
【組成】焦神曲、雲茯苓、陳皮、焦內金、焦檳榔各9克，焦山楂15克，半夏、連翹、萊菔子、焦麥芽、焦穀芽、炒枳殼、厚朴各6克，砂仁3克。

【用法】每日1劑，水煎取汁100CC，分3次餐後服。或製成水丸，每丸0.3克。一日總量：1歲4丸，3歲9丸，6歲12丸。分2～3次服。

【功用】健胃化食導滯。

【方解】本方係由保和丸（山楂、神曲、半夏、茯苓、陳皮、連翹、萊菔子）加檳榔、穀芽、炒枳殼、厚朴、砂仁、焦內金、焦麥芽而成。嬰幼兒傷於飲食、食積不化、鬱滯生熱者適用。保和丸功專消積和胃、清熱利濕。又加

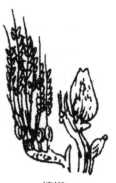

檳榔

以上諸藥，可增強其消食導滯之功，故為解決停水停食、濕熱內生之專藥。

❷ 健兒散

【組成】蓮肉、五穀蟲（焙）、雷丸、炒薏米各15克，使君子9克，白芍12克，人參鬚4.5克，枸杞6克，南棗2枚，雄雞肝、心、肺、腎各一具（不落水）九蒸九晒（或蒸1～2次晒乾）。

【用法】上藥共為細末，另用米180克，白乾麵90克，加雞血一茶碗調和，用浸濕麻紙（即雙層皮紙）包裹，放新瓦上焙焦存性，研末，加入以上藥末拌勻，每日早晚各服3克，用淡鹽開水或米湯送服。

【功用】驅蟲，消積，健脾。

【方解】本方五穀蟲、使君子、雷丸為祛邪之品，能驅蟲、消積，係主藥，不可缺少，其他均為健脾、益氣、補陽之藥，為扶正之品。如缺可用其他藥代替，如無人參鬚，可用黨參10克代替，無南棗可用紅棗或黑棗10個代替。

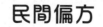

民間偏方

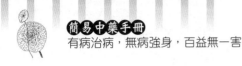

【方一】

鮮白蘿蔔500克，蜂蜜150CC。將蘿蔔洗淨，切成塊，放沸水中煮沸後撈出，晾晒數小時，再放入鍋中，加入蜂蜜調勻，用小火煮沸，待冷裝瓶備用。餐後食用數塊，連食數日。

【方二】

取雞內金適量，烤黃，研為極細粉末。用溫開水送服，3歲以下每次0.3克，3～5歲每次0.6克，5歲以上每次1克，每日3次。

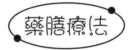

❶消食散

【原料】檳榔、穀芽、山楂、枳殼各等份。

【製作】將上諸味共研細末。每服3～5克，每日3次。

【功效】理氣消食，健脾開胃。適用於食積氣滯，消化不良，脘腹脹滿，腹瀉便溏等症。

❷冰糖烏梅液

【原料】烏梅、冰糖各60克。

【製作】取烏梅洗淨，放入鍋中，加水適量，浸泡速發，再加熱煎煮到半熟，撈出烏梅，去核，果肉切成丁，再放入，加碎冰糖，繼續煎煮到七分熟，取汁原液即可。3～5歲每次飲1克，6～8歲每次飲2克，9～12歲每次飲3克，均每天喝3次。

【功效】適用於治療小兒胃納差，食少。

❸三鮮消滯飲

【原料】鮮山楂20克，鮮蘿蔔30克，鮮青橘皮6克，冰糖適量。

【製作】將鮮山楂、鮮蘿蔔、鮮青橘皮洗淨、切絲，共入鍋加水適量。用大火燒開後改用小火煮半小時，然後用乾淨紗布過濾，棄渣取汁後，加入冰糖繼續煮沸即成。每次20～30CC，每日3次，連飲3日為1個療程。

【功效】健脾行氣，開胃，助消化，散結消滯。適用於積滯傷脾型疳積症。

拔罐療法

【方一】

　　取穴：神闕、命門。

　　方法：先用單純拔罐法，留罐5～10分鐘。起罐後，再用敷臍法（炒神曲、炒麥芽、焦山楂各15克，炒萊菔子6克，雞內金、廣木香、川厚朴各5克。共研細末，每取藥末15克，加澱粉約1克拌勻，用白開水調成稠糊狀，做成藥餅，烘熱後貼敷於肚臍上，外以紗布包紮固定）。每日治療1次，5次為1個療程。

【方二】

　　取穴：中脘、神闕、脾俞、肝俞、胃俞、足三里。

　　方法：採用單純拔罐法。穴位局部進行常規消毒後，用閃火法將備用火罐拔於所選穴位上，留罐10～15分鐘，至皮膚出現紅色瘀血或潮紅現象為止。每日治療1次，10次為1個療程。每療程後間休3日。

針灸療法

【方一】

　　取穴：足三里、上巨虛、豐隆、公孫及脾穴、胃穴、大腸穴。

　　方法：局部常規消毒後，取1寸長的毫針直刺，捻轉得氣後留針15～30分鐘，每隔5～10分鐘行針1次。行中刺激，實證用瀉法，虛證用補法。每日1次，7次為1個療程。

【方二】

　　取穴：足三里、三陰交、上巨虛、下巨虛、陰陵泉、太沖、內

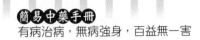

庭。

　　方法：每次取3～4穴，交替使用。局部常規消毒後，取1寸長的毫針直刺。捻轉得氣後留針30分鐘，每隔10分鐘行針1次。行輕刺激，用補法或平補平瀉。每日1次，7次為1個療程。或針後加用艾條溫和灸各5～10分鐘。

●●● 小兒厭食注意事項 ●●●

❶改變不合理的餵養方式。飲食應既符合小兒的營養需求，又不要太單調，多種類、多顏色、多味道的食物能引起孩子的興趣，進而提高食欲。進食應定時定量，使胃腸道分泌消化液的活動形成正常的規律。甜食和零食不要吃得太多，否則會影響食欲。

❷不要在吃飯時責罵、訓斥孩子，以免胃腸功能失調，消化液分泌受到抑制。

❸適當尊重孩子的飲食愛好，不要強迫孩子吃實在不想吃的東西。

❹糾正兒童邊吃邊玩的習慣。

❺進餐時聽一些紓緩輕鬆的音樂，可增進食欲。

❻少吃生冷、油膩、煎炸的食物。

四、小兒佝僂病

佝僂病俗稱軟骨病，是指嬰幼兒時期由於維生素D不足，鈣和磷吸收不良，引起骨骼生長障礙，以致影響其他器官發育的一種慢性營養不良疾病。

患該病的小兒，開始主要以精神改變為主，煩躁不安、易激怒、睡眠不安、夜間驚叫、多汗及因頭汗出而致頭皮發癢，摩擦枕頭，使腦後頭髮脫落而形成「枕禿」。

若不及時治療，將進一步發展為全身肌肉鬆弛無力，腹部膨隆如蛙狀，並可逐漸出現骨骼系統的改變。

中醫方劑

❶ 菟參龍牡湯

【組成】菟絲子30克，黨參、北耆各10克，白朮、陳皮、柴胡、鬱金、五味子各6克，龍骨、牡蠣各20克。

【用法】每日1劑，濃煎取汁，日服3次，連服1個月。

【功用】疏肝，健脾，補腎。

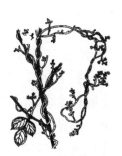

菟絲

【方解】小兒佝僂病，多因脾腎不足所致，與肝有關，肝氣有餘則橫克脾虛，而致相克相制之患。佝僂病發病多為早期輕型，症見夜驚、煩躁、多汗之證，證屬肝脾不調，治以健脾補腎疏肝之法，驗之臨床，獲得確切良效。本方用柴胡、鬱金疏肝；黨參、北耆、白朮、陳皮健脾；菟絲子補腎；五味子、龍牡收斂安神，共奏疏肝、健脾、補腎之功，可與維生素D有同等療效。

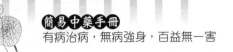

民間偏方

【方一】

蝦米10克，雞蛋1顆，鹽適量。將雞蛋打散，蝦米洗去泥沙與蛋花攪拌均勻，加鹽適量，放入蒸鍋中蒸熟。補鈣壯骨。

【方二】

生龍骨30克，雞蛋3顆。生龍骨久煎取汁，打入雞蛋，做成荷包蛋。第二次再將生龍骨30克，與第一次用過的生龍骨同煎，取藥汁煮荷包蛋。每日1劑。吃蛋飲湯。

【方三】

豬脊骨或腿骨、菠菜各適量。將豬骨砸碎，加水熬成濃湯，加入洗淨切段開水汆過的菠菜，稍煮即成。飲湯吃菜，最後將骨髓吃下。每日2次，可連續服用。養血壯骨。

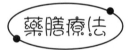
藥膳療法

❶清燉二骨湯

【原料】豬骨頭500克，烏魚骨250克，鹽適量。

【製作】豬骨、烏魚骨洗淨、砸碎，入鍋加清水適量，燉成白色濃湯，去渣，加鹽適量調味即可。喝湯，每日1～2次可經常食用。

【功效】補虛益腎，補充鈣質，用於小兒軟骨病、出齒不齊、發育緩慢、頭顱畸形等症的輔助治療。

❷蛋殼粉粥

【原料】雞蛋殼30～50克，米50克，麥芽、穀芽各10克，白糖少許。

【製作】將雞蛋殼洗淨，研成極細粉末；米、穀芽、麥芽淘洗淨入鍋，加水適量，先用大火煮沸，後用小火煮粥。將熟時放入蛋殼

粉、白糖，再煮3～5分鐘即可。每日分2～3次服。

【功效】補五臟，壯骨力。適用於小兒佝僂病、嬰兒手足搐搦症，證見肌肉鬆弛、神疲消瘦、頭顱骨軟、囟門遲閉而大、汗多易驚等。

●●● 小兒佝僂病注意事項 ●●●

❶增加戶外活動，多晒太陽。

❷嬰兒母乳餵養，應及時添加輔食。

❸嚴重畸形，壓迫臟器者，可考慮手術矯形。

五、鵝口瘡

鵝口瘡是指小兒舌上、口腔黏膜上出現狀如鵝口的白色點狀或片狀白屑。因其色白如雪片，故又稱雪口。其白屑，狀如凝乳，不易拭去，若強揩之，其下面的黏膜則見潮紅、粗糙，不久又復生，常伴有哭鬧不安、拒乳等症。本病可因先天胎熱內蘊，或口腔不潔，感受穢毒之邪而致。

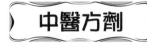

中醫方劑

❶明礬五倍散

【組成】五倍子、明礬各等量。

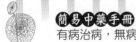
【用法】打碎，小火炙炒如枯礬狀，離火研細末，加冰片少許拌勻。取少許塗敷患處，日1～3次。

【功用】主治小兒鵝口瘡。

【臨床報導】用此方治療小兒鵝口瘡200例，用藥1～3日，全部治癒。

❷箭頭砂枯礬散

【組成】箭頭砂、枯礬、明牙硝各15克。

【用法】上藥共研極細末、貯瓶備用。每用少許吹入患處，1日吹3次。

【功用】消炎、消腫。主治小兒鵝口瘡。

❸生石膏硼砂散

【組成】生石膏、硼砂各25克，人中白、青黛、川連、乳香、沒藥各10克，冰片3克。

【用法】共研細末，取少許噴撒口腔，每日5～6次。

【功用】主治小兒鵝口瘡。

❹嫩筍芽洗液

【組成】芒莖的鮮嫩筍芽5～6個，第二次淘米水。

【用法】挖取芒的鮮嫩筍芽5～6個打爛，與第二次淘米水適量煎湯取汁而成。用以洗口腔，每日3～4次。

【功用】主治小兒鵝口瘡。

民間偏方

【方一】

金銀花、連翹各15克，黃芩10克，生甘草6克，加水200CC。小火煎至60CC，塗搽口腔，每日3次。

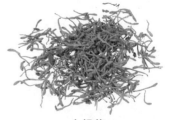

金銀花

【方二】

生石膏2.4克，青黛、黃連、乳香、沒藥各0.9克，冰片0.6克，共研細末，貯存於瓶中，每次取少許藥末塗布患處，每日5～6次。

【方三】

取香油數十滴，沖化於1湯匙鹽水中，每次滴入口內4～5滴，每日十餘次。

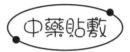

【方一】

黃連6克，青黛3克，馬牙硝1.5克，冰片1.5克。共研細末，每次取1克敷患處。

適用於鵝口瘡而見白屑周圍紅暈明顯，伴見面赤唇紅，大便乾結者。

【方二】

冰硼散調蜂蜜成糊狀，塗患處。

適用於鵝口瘡而見白屑周圍紅暈明顯者。

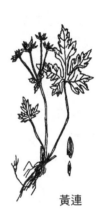

黃連

●●● 鵝口瘡注意事項 ●●●

❶注意產前保健，孕產婦有念珠菌感染者應及時治療。

❷重視嬰幼兒口腔護理，避免過燙、過硬和辛辣食物損傷口腔黏膜。

❸定時進行奶瓶、奶嘴、玩具等的清潔消毒。

❹3個月以下的嬰幼兒免疫力低下，應慎用抗生素和激素。

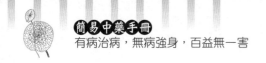
六、水痘

水痘是一種由水痘病毒引發的急性皰疹性呼吸道傳染病。多見於6個月至6歲小兒，常發於冬春季節。

由風熱、濕毒經口鼻進入肺脾，蘊鬱肌體，外發肌肉皮膚之上所致。本病傳染性極強，主要透過飛沫和接觸傳播。從症狀出現的前一天起，直到皮疹完全乾枯結痂，都具有很強的傳染性。初起為斑疹，後轉變為皰疹、丘疹、大小不一成圓形或橢圓形，顏色澄清或微混濁，此時皰頂高凸，不化膿，邪在表淺，而見發熱、咳嗽、頭痛、四肢痠軟疼痛等症狀。

此病高發期由於濕熱鬱蒸氣分，因此皮膚、黏膜不斷出現斑疹、皰疹、丘疹。熱毒內蘊營血，則見面赤、煩躁，重者出現暈厥等熱入營血症狀。

中醫方劑

❶石膏知母液
【組成】石膏、知母各12克，牛蒡子、升麻、葛根、浮萍各10克，水牛角、丹皮、紫草、甘草各6克。

【用法】每日1劑，水煎分4～5次內服。皰疹癢用棉棒蘸藥液塗患處。

【功用】主治小兒水痘。

【加減】流涕、咳嗽甚者，加薄荷、桔梗；濕重、苔白厚膩者，加蒼朮；便祕者，加酒大黃；熱甚者，加青蒿、銀柴胡。

❷黃芩丹皮湯
【組成】黃芩、法夏、丹皮、杏仁各10克，桔梗、蟬衣各6克，

六一散、連翹各15克，板藍根30克。

【用法】每日1劑，水煎取汁適量，7～10個月患兒每日服3～5次，每次半匙；2歲以上患兒每日服3次，每次3湯匙，服時可加少許冰糖調味。

【功用】主治水痘初起，證屬風熱犯肺型，除見水痘出現外，尚伴有惡風發熱、流涕、噴嚏、咳嗽等衛表症狀，苔薄黃，脈細或浮。

❸雙花玄參湯

【組成】雙花、生石膏各30克，玄參、紫草、澤瀉各15克，薄荷9克，荊芥6克。

【用法】每日1劑，水煎，分數次服。

【功用】主治小兒水痘。

❹荊芥連翹湯

【組成】荊芥、連翹、赤芍、白蒺藜、牛蒡子、淡竹葉、木通各10克，蟬衣3克，燈草1克。

【用法】每日1劑，諸藥先浸泡半小時，沸煎5～6分鐘後，取汁300CC，4歲以下患兒頻頻飲服，4歲以上患兒於上午、下午各分2次服完。

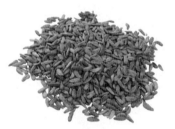

牛蒡子

【功用】主治小兒出疹性疾病，如水痘、風疹、過敏性紫癜、蕁麻疹、濕疹等，對水痘適於風熱挾濕型。

【臨床報導】孫某，女，4歲。所在托兒所水痘流行。前一日起發熱，體溫在37.5～38℃，傍晚軀幹皮膚散見小米粒大小的丘疹，並見有散在數個小水泡，自服板藍根沖劑2袋。次日晨起皮疹及水泡數量明顯增多，少數水泡已破潰，舌紅，苔白膩，咽稍紅，脈滑數。診斷為水痘，證屬風熱襲肺，上源不利，挾濕外透肌表。治宜清熱透疹、利濕解毒。用此方去淡竹葉，加茯苓、黃芩各10克，蘆根30克，黃連1.5克。服上方2劑後燒退，水痘未再新發，而舊的開

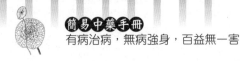

始收沒，5劑後水痘結痂疹。1週後痂疹脫落而告病癒。

民間偏方

【方一】

　　野菊花30～50克，水煎。每日1劑，分3次服完，再將藥渣加水煎湯外洗，每日2次。

【方二】

　　紫草根5克，放水中浸泡1小時，再加水煎湯，藥汁加白糖調服。每日2次，連服5日。

【方三】

　　金銀花15～30克，黃芩6～10克，水煎。分2次服，每日1劑。

【方四】

　　苦參、芒硝各30克，浮萍15克，水煎。外洗患處，每日2次。

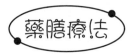

❶綠豆湯

【原料】綠豆100克，白糖適量。

【製作】將綠豆加水500CC，煮湯。服用時加白糖適量，代茶飲。

【功效】利水消腫，清熱解毒，解渴清暑。適用於水痘。

❷竹筍鯽魚湯

【原料】鮮竹筍、鯽魚各適量。

【製作】將鮮竹筍洗淨切片，鯽魚去鱗及內臟，洗淨與竹筍同煮至熟，加調料即成。每日3次，隨量飲湯食魚。

【功效】益氣，清熱。適用於水痘初起、小兒麻疹、風疹等。

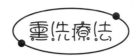

【方一】

銀花、連翹、六一散、車前子各10克，紫花地丁、黃花地丁各15克。共煎湯100CC，兌入溫水中外洗患處。每日1～2次，3天為1療程。

適用於水痘，痘疹稀疏，紅潤發癢，伴發熱、咳嗽者。

【方二】

朱砂、雄黃、沒藥、血竭各9克，麝香1.5克。前4味研末，加入麝香混合均勻，用棉紙卷之如鉛筆粗，蘸麻油用火柴點燃，熏灸患處。每日2～3次，3天為1療程。

用於水痘，可促使其早日結痂、痊癒。

●●● 水痘注意事項 ●●●

❶水痘流行期間盡量不讓孩子與患兒接觸。

❷多飲開水，飲食宜清淡、易消化，少吃辛辣、海味、生冷食品。

❸經常開窗通風，保持室內空氣清新潔淨。

❹注意皮膚的清潔衛生。

❺已患水痘，應避免患兒搔抓，不要給患兒洗澡，防止繼發性感染。

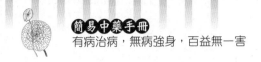
七、小兒麻疹

　　麻疹是由麻疹病毒引起的急性呼吸道傳染病，有高度傳染性。臨床特徵為發熱、上呼吸道炎、結膜炎，頰黏膜出現特徵性麻疹黏膜斑、全身皮膚出現紅色斑丘疹。疹退後留下色素沉澱，並有糠麩樣脫屑。

　　本病全年可見，但以冬末春初較多發，多見於5歲以下的幼兒。傳染源主要是病人。患者在潛伏期末期至出疹後5天均有傳染性，併發肺炎的患者傳染期延長到出疹後10天。帶病毒的飛沫經呼吸道吸入為主要傳播途徑，也可經污染的玩具、衣物等間接傳播。麻疹治癒後可獲持久性免疫力，再次發病者較少。

中醫方劑

❶芫荽發疹飲

【組成】芫荽（香菜）50克，荸薺35克，胡蘿蔔75克。

【用法】以上各藥，加水煎煮，去渣，取汁，溫服，每劑2煎，每日1劑。

【功用】透疹，清熱，止渴。

【方解】方中芫荽，性溫，味辛，功能發汗透疹，清熱利尿；能治麻疹出而未透者。荸薺，性寒，味甘，功能清熱生津，解毒發疹；既可治麻疹未透，口渴心煩，又可制約芫荽的溫散之性。胡蘿蔔，性平，味甘，功能清熱邪，解疹毒；能助上兩味藥解毒發疹。諸味合用，共奏清熱透疹，生津止渴之效。

❷透疹湯

【組成】連翹2.4克，蟬蛻1.5克，北紫草3克，牛蒡子2克，葛根6

克，桔梗、金銀花各2.4克，甘草1.2克。

【用法】水煎服，每日1劑，以上為1～3歲小兒劑量，4～6歲加50％，7～12歲加倍。無虛寒不足等徵象出現時，可連續服至疹收熱退為止。一般服藥1～7劑。

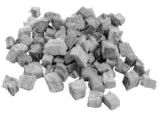

葛根

【功用】宣肺解毒，清熱透達。

【方解】方中以連翹清熱解毒；蟬蛻疏解風熱，宣肺鎮痙；北紫草涼血解毒，透發麻疹；牛蒡子宣肺透疹；葛根透解肌熱；甘草清熱解毒；金銀花、桔梗開肺清熱，故能合作透邪外達，清熱解毒。中醫歷來重視麻疹透達，認為出疹之順逆為重要一關。如能迅速透達即可縮短病期，減輕症狀，降低病死率。本方集透疹與解毒為一體，組方較為理想。本方一般不作加減，用於各期，同樣具有良好的療效。

民間偏方

【方一】

小兒初發麻疹、水痘時，可用香菜根、白菜根、蔥根、蘿蔔根一起熬成4根湯，適量喝兩三次，對痊癒大有好處。

【方二】

鮮香菜、浮萍、西河柳、生麻黃各15克，加水煎湯，用所產生的蒸氣熏患兒全身，待藥液稍涼後，用藥液洗浴患兒。每日1次。

【方三】

鮮芫荽（香菜）150克，加水煎湯，第一煎內服，第二煎擦洗全身，每日2次。

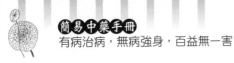

藥膳療法

❶薄荷粥

【原料】乾薄荷10克（鮮品20克），白米50克，冰糖適量。

【製作】清水100CC，大火煮沸，入洗淨的薄荷，略煮即可去渣取汁。白米淘洗乾淨，煮成稀粥。將薄荷汁拌入粥中，加冰糖適量，趁熱服食。每日1劑。

【功效】宣散風熱、透疹。用於風熱感冒所致咽痛明顯的患兒，或用於口瘡、風疹、麻疹。亦可作為炎夏防暑解熱飲料。

❷小兒透疹茶

【原料】甘蔗、荸薺、胡蘿蔔各100克。

【製作】將上3味分別洗淨，切成小塊，加水500CC，煎煮成250CC即可。代茶飲用。

【功效】清熱養陰，生津潤燥。適用於小兒麻疹。

❸銀菊葛根粥

【原料】金銀花30克，杭菊花15克，葛根25克，白米50克，冰糖適量。

【製作】先將上三味藥煎水，取汁去渣，與白米煮粥，調入冰糖。每日1～2次，溫熱服。

【功效】消熱解毒，佐以透疹。適用於麻疹期。證見出疹、壯熱煩渴、咳嗽、疹色鮮紅或暗紅、稍覺隆起、捫之礙手等。

拔罐療法

【方一】

　　取穴：前胸部、後背部、大椎、風府、肩俞。

　　方法：採用刺絡拔罐法。後3穴用三棱針點刺，前胸部、後背部用梅花針叩刺。均以見微出血為準，然後前胸、背部用走罐法，

後3穴用留罐（玻璃火罐），或用閃火法拔罐，見有紫黑色血流出即可起罐。

　　主治：麻疹出而不透，或七、八日不見出疹者。

【方二】

　　取穴：中樞。

　　方法：採用割治拔罐法。先用細瓷碗片在所取穴位上輕劃一「十」字，微見血痕即可。然後將火罐扣拔「十」字上，出血即可。

●●● 小兒麻疹注意事項 ●●●

❶8個月以上小兒，凡未患過麻疹者，接種麻疹病毒活疫苗，可有效地預防麻疹，控制流行。其免疫期4～6年。

❷居室應經常開窗通風，並保持適宜的溫度和濕度。

❸麻疹流行期間盡量不帶孩子去人群聚集的公共場所，不與患麻疹的病兒密切接觸。

❹飲食應清淡、易消化，多飲溫開水，多吃新鮮蔬菜和水果，少食油膩、辛辣、煎炸、過酸和生冷的食品。

八、百日咳

百日咳又名「頓咳」，是小兒時期常見的一種急性呼吸道傳染病，由百日咳嗜血桿菌所引起。

　　四季都可發生，冬春季尤多。以5歲以下小兒為多見，年齡愈小，病情多愈重。若無併發症，預後一般良好，發病最初二、三週傳染性最強，主要透過咳嗽時飛沫傳染。

　　臨床主要表現為初期噴嚏、流涕，或微熱，2～3日後咳嗽漸劇。繼而發展為陣發性痙咳，日輕夜重，咳後有特殊的吸氣性吼聲，即雞鳴樣回聲；同時伴有涕淚俱作，彎腰曲背，胸腹疼痛，頭額汗出，舌系帶潰瘍，眼瞼浮腫等症狀。實驗室檢查可查到百日咳桿菌。

中醫方劑

❶潤肺止咳湯

【組成】黃精、百部、天冬、麥門冬各9克，射干、枳實、紫菀各6克，百合12克，甘草3克。

【用法】每日1劑，水煎2次分服。

【功用】潤肺解痙，化痰止咳。

【方解】百日咳基本上是嬰幼兒的疾病，是由百日咳嗜血桿菌引起的急性傳染病，它的特徵是陣發性痙攣性咳嗽，並伴有深長的雞鳴樣吸氣聲，一次比一次加重，直到痰液咳出。如不及時治療，常可

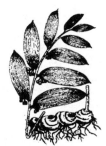

黃精

拖延3～4個月之久，所以叫做百日咳。方中黃精、射干、百部均對百日咳桿菌有抑菌作用，三味複方組合也可避免細菌產生耐藥性，加強藥物的合作抗菌作用。天冬、麥門冬、黃精潤肺養陰扶正，補陰而不助邪，並能制菌。百部鎮咳，枳實興奮已疲勞的支氣管平滑肌，紫菀協助祛痰，痰既鬆動易出，咳就自然減輕。三藥共同治標，化痰止咳。全方精選藥物配合恰當，效果自然顯著。

❷百馬湯

【組成】百部10克，馬兜鈴3克，炙甘草6克，紅棗4枚。

【**用法**】水煎服，每日1劑。

【**功用**】降氣止咳，補益脾肺。

【**方解**】方中百部、馬兜鈴善於降氣止咳，對於痙咳連連之症頗有捷效。而證多起於體虛，久咳必傷肺氣，若專於攻邪則重傷其氣，此病勢纏綿之因也，故對體虛者，能否恰如其分地運用攻補兼施之法，是速癒本病之關鍵。本方用紅棗、炙甘草即是扶正之意，唯馬兜鈴性寒而味甚苦，嬰兒服之易吐，當以輕劑取效（3～4克），配用棗、草可調其味。體若虛寒者，更助以溫補之品，則量雖小而可獲事半功倍之效。臨證時，據其症候特點加味調治。

民間偏方

【**方一**】

　　生大蒜適量。搗爛如泥，敷兩足心，外用紗布包裹，每日換藥1次，如敷後足心起皰，用消毒針刺破放水，暫停外敷。

【**方二**】

　　生大蒜去皮切片。每31克蒜用50茶匙溫開水浸10分鐘，然後過濾去渣，加冰糖適量調味，每日飲汁3次。1～2歲小兒每日服13～16克；3～6歲21～26克；6～10歲31～41克。連服3～7天見效。

【**方三**】

　　白蘿蔔洗淨切碎，以白紗布絞汁。每次取白蘿蔔汁30CC，調入麥芽糖（或關東糖）20CC，再加水適量，攪勻。每日3次。

【**方四**】

　　將紫皮蒜搗碎，加白糖和冷開水浸泡2晝夜，每次取浸出液1湯匙，用溫開水調服，日服3次。

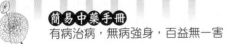

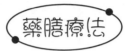

❶ 豆腐青蔥湯

【原料】豆腐1塊，冰糖、青蔥（去白）各適量。

【製作】將青蔥管納入冰糖，放在豆腐裡，上鍋蒸至冰糖溶解，青蔥浸出液體後，便可趁熱吃豆腐並飲湯。2週歲以下每次用青蔥3根，2週歲以上每次用青蔥5～7根，每日早晚各服1次。

【功效】清熱潤肺，生津止咳。適用於小兒百日咳。

❷ 薑蒜湯

【原料】生薑3片，大蒜頭15克，紅糖適量。

【製作】先煎蒜、薑，煮熟後加入紅糖，去薑片，吃蒜和飲湯。每日4次，連服15天。以上為5歲患兒的量，年齡小者可酌減。一般3～7天症狀可見好轉，大部分患兒15天可痊癒。

【功效】清熱化痰，降氣止咳。適用於百日咳痙咳期。

❸ 川貝冰糖米湯

【原料】米湯500CC，川貝母20克，冰糖50克。

【製作】將上三味放入鍋中，加水適量，上火共煮為湯。飲服。每日早、晚各1次。5歲以下小兒飲湯量酌減。

【功效】潤肺，祛痰，止咳。可輔助治療百日咳。

❹ 積雪草肉湯

【原料】積雪草90克，瘦豬肉30克。

【製作】將積雪草洗淨、切碎，與洗淨、切片的瘦豬肉一起放入砂鍋，加水適量，同煎1小時即成。飲湯，食肉。分2次服，連服數天。

【功效】清熱解毒。主治百日咳。

拔罐療法

【方一】

取穴：大椎、定喘、肺俞。喉癢加天突、傍廉泉；痰多氣短加膻中、豐隆。

方法：採用留針拔罐法。先以毫針用平補平瀉法針刺，留針拔罐100分鐘。每日1次。

【方二】

取穴：身柱。

方法：採用塗藥拔罐法。患者取正坐俯頭彎腰坐式，按年齡大小決定火罐型號和火力，治療時，將白芨粉用涼開水調成糊狀，塗在身柱穴處，再拔火罐50分鐘。每日1次，7次為1個療程。

【方三】

取穴：分兩組。一為膻中、風門；二為肺俞、身柱；配穴，雙手四縫穴。

方法：採用刺絡拔罐法。先取第一組穴，再取第二組穴。用三棱針點刺後拔罐5～10分鐘，以拔至皮膚紅暈為準；並配用三棱針點刺雙手四縫穴，放血1～3滴，每日1次，5次為1個療程。

●●● 百日咳注意事項 ●●●

❶患者從發病開始需隔離40天以上。

❷要充分休息，可在戶外進行適當活動，但空氣要新鮮，避免煙塵異味等不良刺激。

❸應供給患者易消化飲食，忌魚腥海鮮等食品。

❹患兒病後可獲對百日咳的持久免疫力。

❺平時注意保護易感兒，注射預防針及服用預防藥。

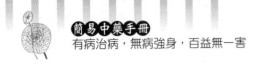

九、蛔蟲病

　　蛔蟲病，男女老幼均可得病，多見於兒童。主要表現為腹部肚臍周圍疼痛，陣陣發作，腹脹，進食減少或嗜異食（如喜食砂石、泥土等），夜間睡眠不安或磨牙。若日久不癒，可導致營養不良，出現面色萎黃、形體消瘦、疲乏無力等症。

　　蛔蟲鑽入膽道可導致上腹劇烈疼痛、嘔吐或吐蛔、汗出、肢冷。蛔蟲病是蛔蟲寄生於人體腸道所致的疾病。

中醫方劑

❶黨參白朮湯

【組成】黨參15克，白朮10克，茯苓12克，紅棗5枚，炙甘草6克。淮山藥15克，扁豆12克，檳榔10克，烏梅10克，使君子10克，雷丸6克。

【用法】水煎服，每日1劑。

【功用】治療蛔蟲病，日久不癒，形體消瘦，氣短懶言，納食不香，大便不實，臍周陣作疼痛等症。

❷黃耆當歸湯

【組成】生黃耆30克，當歸15克，熟地20克，白芍10克，枸杞10克，黨參12克，茯苓12克，白朮10克，山藥20克，薏米20克，檳榔10克，川楝子6克。

【用法】水煎服，每日1劑。

【功用】治療蛔蟲病，營養不良，面色萎黃，形體消瘦，動則氣短，而臍腹疼痛較少發作。

民間偏方

【方一】

使君子3克，榧子6克，雞蛋2顆。先將使君子、榧子共研細末，再把雞蛋打一個小孔，把藥末分裝入蛋中，用濕紙封口，蒸熟。早晨或晚上空腹時一次吃完，連吃3日。

治療蛔蟲病，日久不癒，飲食不香，形體消瘦，疲乏無力。

【方二】

使君子仁每歲1粒，最多不超過10粒，瘦豬肉100克。一起剁碎，隔水蒸熟，加入低納鹽少許調味，晚上空腹時一次服食，連食2天。

治療蛔蟲病，臍周疼痛，煩躁不安，形體消瘦，小兒或可出現智力遲鈍、發育障礙。本方既能驅除蛔蟲，又能扶助正氣，使之驅蛔而不傷正氣。

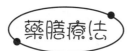
藥膳療法

❶烏梅白米粥

【原料】 烏梅20克，白米100克，紅棗3枚，冰糖適量。

【製作】 先將烏梅水煎取汁去渣，入白米、紅棗煮粥，粥熟後調入冰糖即可。早晚分2次服食。

【功效】 治療蛔蟲病，腹痛，嘔吐，腹瀉。

❷花椒蔥白米粥

【原料】 花椒6克，白米50克，蔥白3根，冰糖適量。

【製作】 先將花椒研成細末，蔥白切成碎末。再把白米煮粥，粥將熟時，調入花椒末、蔥白末、冰糖，煮1～2沸即可。

【功效】 治療蛔蟲病，腹痛繞臍，時作時止，夜睡磨牙，納食減

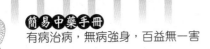

少，腹瀉等症。

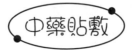

【方一】

白楊樹皮30克，石蒜30克。共搗爛，外敷臍眼，用紗布和膠布固定，每日換藥1次，10次為1療程。

治療蛔蟲病，腹痛，營養不良，面黃肌瘦，飲食無味等症。

【方二】

檳榔10克，苦楝皮10克，使君子肉6克。共研碎，醋調濕，外敷臍眼，每日1次。治療蛔蟲病，腹痛，便乾，納食減少，食後腹脹等症。

【方三】

鮮苦楝根皮150克，鮮蔥白100克。共搗爛，加醋適量調勻，用麵粉少量製成團狀藥餅，外敷肚臍及周圍，待藥物乾燥後換藥，用至腹痛消失，肛門排氣並排出蛔蟲為止。一般48小時內見效。

治療蛔蟲性腸梗阻，腹痛劇烈，腹部包塊，矢氣不通，噁心嘔吐等症。

拔罐療法

取穴：脾俞、胃俞、肝俞穴。

方法：先用酒精棉球常規消毒，然後用三棱針點刺1～3下，再用閃火法拔罐，留罐5～10分鐘，至拔出少量瘀血為止，起罐後擦淨皮膚上的血跡。隔日治療1次，10次為1療程。亦可在夾脊（脊柱兩邊）處用走罐法治療。

●●● 蛔蟲病注意事項 ●●●

❶注意衛生，特別是要教育兒童注意手的衛生，不要吃有泥土的食物，防止反覆感染。

❷患者的糞便應經消毒處理，以防自身感染或傳染給他人。

❸多吃營養豐富而且易於消化的食物，不宜吃辛辣、香燥、油炸的食物。

❹加強體能鍛鍊，增強抗病能力。

❺有膽道蛔蟲時，上腹部劇痛，應到醫院診治。

人體穴位經絡標準圖（一）

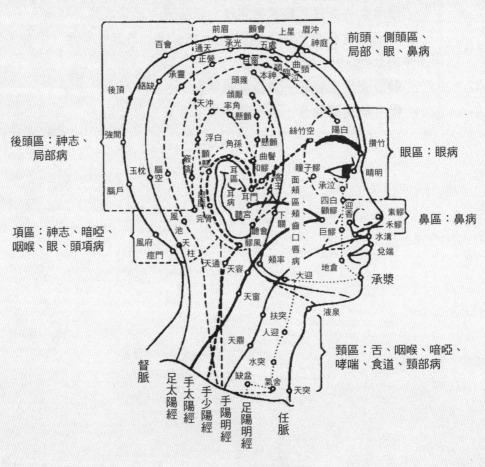

（1）頭面頸部

人體穴位經絡標準圖（二）

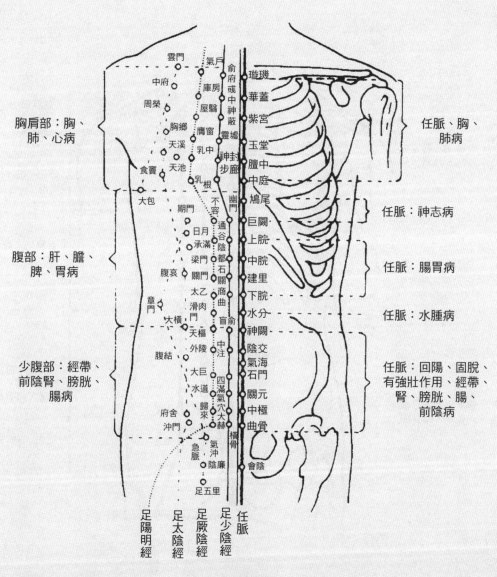

（2）胸脇腹部

人體穴位經絡標準圖（三）

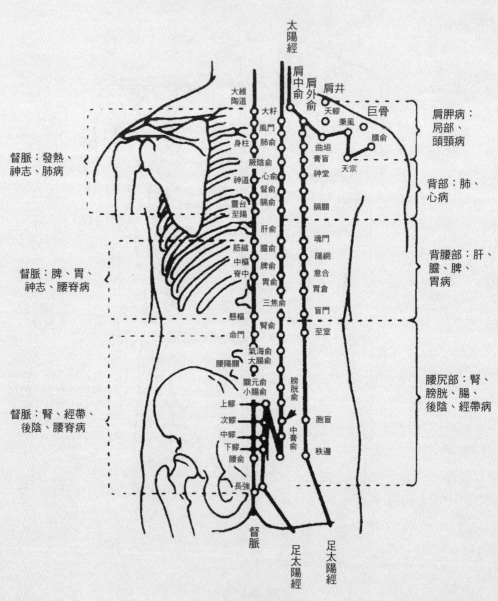

（3）腋脇側腹部

人體穴位經絡標準圖（四）

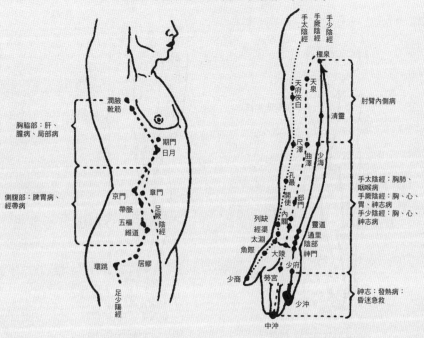

胸脇部：肝、膽病、局部病

側腹部：脾胃病、經帶病

潤腋靳筋

期門
日月

京門　章門
帶脈　足厥陰經
五樞　陰經
維道

環跳　居髎

足少陽經

手太陰經
手厥陰經
手少陰經

極泉

天府俠白　天泉

清靈

尺澤　曲澤　少海

孔最
郄門
內關　間使
列缺
經渠　靈道
太淵　通里　陰郄部神門
魚際
大陵　少府
少商　勞宮

少沖

中沖

肘臂內側病

手太陰經：胸肺、咽喉病
手厥陰經：胸、心、胃、神志病
手少陰經：胸、心、神志病

神志：發熱病：昏迷急救

（4）上肢內側部

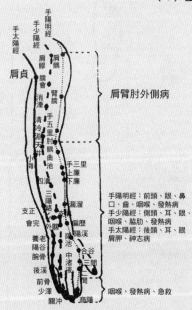

手陽明經
手少陽經
手太陽經

肩貞

肩髎　肩髃
臑會　臑俞
消濼　臑臑
清冷淵　手五里肘髎曲池
天井
小海　四瀆　手三里　上廉
三陽絡　下廉
支正
會宗　漏谷
外關
養老　偏歷
陽谷　陽池　合谷
腕骨　中渚液　三間
後溪　二間
前骨
少澤　關沖　商陽

肩臂肘外側病

手陽明經：前頭、眼、鼻、口、齒、咽喉、發熱病
手少陽經：側頭、耳、眼、咽喉、脇肋、發熱病
手太陽經：後頭、耳、眼、肩胛、神志病

咽喉、發熱病、急救

（5）上肢外側部

223

人體穴位經絡標準圖（五）

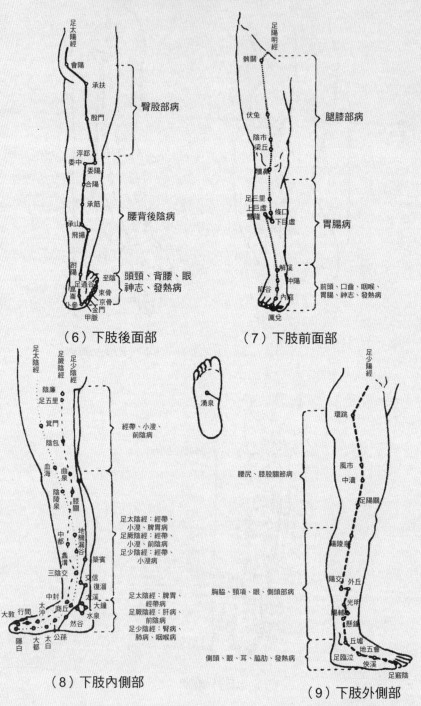

（6）下肢後面部

足太陽經
會陽
承扶
殷門 臀股部病
浮郄
委中
委陽
合陽
承筋 腰背後陰病
承山
飛揚
跗陽
至陰 頭頸、背腰、眼
足通谷 神志、發熱病
崑崙
束骨
僕參
京骨
金門
申脈

（7）下肢前面部

足陽明經
髀關
伏兔 腿膝部病
陰市
梁丘
犢鼻
足三里
上巨虛 胃腸病
條口
豐隆
下巨虛
解溪
衝陽 前頭、口齒、咽喉、
陷谷 胃腸、神志、發熱病
內庭
厲兌

（8）下肢內側部

足太陰經
足厥陰經
足少陰經
陰廉
足五里
箕門 經帶、小溲、
陰包 前陰病
血海
曲泉
陰陵泉
膝關
地機
漏谷
中都
蠡溝
築賓
三陰交
交信
復溜
中封
太溪
太沖 商丘
大敦 行間 水泉
隱白 大都 太白 然谷
公孫

湧泉

足太陰經：經帶、
小溲、脾胃病
足厥陰經：經帶、
小溲、前陰病
足少陰經：經帶、
小溲病

足太陰經：脾胃、
經帶病
足厥陰經：肝病、
前陰病
足少陰經：腎病、
肺病、咽喉病

（9）下肢外側部

足少陽經
環跳
風市 腰尻、膝股關節病
中瀆
足陽關
陽陵泉
陽交 外丘 胸脇、頸項、眼、側頭部病
光明
絕輔
懸鐘
丘墟 地五會
足臨泣
俠溪 側頭、眼、耳、脇肋、發熱病
足竅陰

附錄二、養五臟的有益五色食物素材

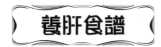

養肝食譜

❶綠豆冬瓜湯

【材料】綠豆250克、冬瓜750克、鮮湯500克。

【作法】鍋中倒入鮮湯燒沸，撇去泡沫。薑洗淨，拍破倒入鍋內，蔥去根鬚，洗淨，挽成結入鍋。綠豆淘洗乾淨後倒入湯鍋，中火煨煮1小時。冬瓜去皮瓤，洗淨、切塊，投入綠豆湯鍋內，煮至軟而不爛，調入適量鹽即可。

【功效】對脂肪肝、高血脂症、動脈硬化症、高血壓、尿道感染、慢性前列腺炎等病症均有輔助治療之效。

❷鸚鵡內金飲

【材料】菠菜根100克、雞內金15克。

【作法】加水煎，每日3次，飲服。

【功效】適用於糖尿病。

❸枸杞紅豆紅棗粥

【材料】紅豆30克、枸杞20克、紅棗10顆，白米100克、水1000CC。

【作法】紅豆洗淨後，浸泡4小時以上，加米和水煮至半熟。然後加入枸杞、紅棗一同煮成粥即可食用。

【功效】適用於急、慢性肝炎以及肝硬化。

❹牡蠣湯

【材料】生牡蠣20克、知母6克、蓮子30克、鹽適量。

【作法】洗淨蓮子，熱水浸泡1小時。將生牡蠣、知母放入砂鍋內，加適量清水，小火煎半小時後濾汁，棄渣備用。將藥汁、蓮子連浸液一起放入鍋內，小火燉至蓮子熟爛，加適量白糖即可。

【功效】養肝腎兩經，有滋陰養血，消除煩熱失眠，有健脾安神、潛陽固精之效，但脾胃虛寒及便祕患者禁用。

❺玉米冬瓜湯

【材料】鮮嫩玉米150克、鮮冬瓜350克。

【作法】將鮮嫩玉米去外皮取玉米粒，鮮冬瓜洗淨切小塊，起油鍋，入蔥末、薑末煸炒幾下，加水800CC，入鮮嫩玉米粒、鮮冬瓜，加鹽調味，煎煮30分鐘後即成。

【功效】對糖尿病、脂肪肝、高血脂症、動脈硬化均有療效。

俗話說：「吃玉米，少就醫」，大家在所有臟器的養生食譜中都可以看到玉米食材。

❻玉米茵陳飲

【材料】黃玉米鬚38克、茵陳30克、蒲公英20克。

【作法】將所有原料洗淨，放入砂鍋內加水適量，先用大火煮沸，再用小火煎成湯，去渣，取汁，內服，每日一劑。

【功效】調治膽囊炎、膽結石。

❼鯉魚冬瓜黃瓜湯

【材料】鯉魚500克、冬瓜800克、黃瓜300克。

【作法】黃瓜切厚片炒熟，冬瓜切片；鯉魚起油鍋，洗淨，切塊，加酒、鹽漬15分鐘。油六成熱時下入蔥花、薑片，煸出香味，放入魚塊，煎至金黃後，加入清湯，用小火燜煮30分鐘，放入切好的冬瓜片、熟黃瓜厚片，加入胡椒粉調味，再煮幾分鐘即成。

【功效】適用於慢性腎炎、黃疸、肝腫大等症，也可用於肝癌腹水腫脹患者。

❽芹菜葉炒豆腐

【材料】芹菜葉250克、豆腐1塊。

【作法】芹菜葉洗淨，用沸水燙半分鐘撈出，放冷水中攤涼，瀝淨水，切斷備用；豆腐切成3公分左右的丁塊，用沸水燙過。起油鍋，至七分熟時，放入豆腐不斷翻炒；至豆腐成全黃色時即放入芹菜葉同炒，炒勻後放醬油、鹽、顛翻幾下出鍋。

【功效】對脂肪肝、高血脂症、糖尿病等症有作用。

❾莧菜豆腐湯

【材料】莧菜250克、水發蝦米50克、豆腐250克。

【作法】莧菜洗淨，放入沸水中汆一下，撈出瀝乾；水發蝦米切末；豆腐切成小塊。起油鍋，油熱後下蒜泥，煸出香味後下蝦米和豆腐塊，用少許鹽燜1分鐘，再加水和適量鹽；將湯燒開，下莧菜一滾即離火裝碗，調入一些味精即可。

【功效】清熱解毒、生津潤燥，對於肝膽火旺、目赤咽腫者有輔助治療作用。

養心食譜

❶山楂銀菊茶

【材料】山楂10克、金銀花10克、菊花10克。

【作法】將山楂洗淨、搗碎。熱鍋，加水，將搗碎的山楂和金銀花、菊花一同倒入鍋中，攪拌均勻。水沸後，再小火煮片刻，即可。

【功效】山楂銀菊茶具有消脂、降血壓之功效。

❷紅棗枸杞豆漿

【材料】黃豆60克、紅棗15克、枸杞10克。

【作法】將泡好的黃豆洗淨，紅棗去核洗淨，枸杞洗淨，裝入豆漿機榨汁熬熟，即可飲用。

【功效】補虛益氣，安神補腎，改善心肌營養。

❸洛神草莓茶

【材料】洛神花6朵、草莓汁250CC、蘋果1個。

【作法】將蘋果洗淨去皮切小塊，洛神花加入草莓果汁與水各250CC，煮出蘋果味即可趁熱喝。

【功效】防治輕度心血管疾病。

❸香椿桑葉方

【材料】香椿葉15克、桑葉10克、白糖20克。

【作法】將上兩味加適量水，煎湯，加白糖溫熱飲用，每日2～3次。

【功效】調治心肌炎。

❺玉米山楂紅棗飲

【材料】鮮玉米150克、鮮山楂30克、紅棗30克、紅糖20克。

【作法】將鮮玉米去外皮，取玉米粒；鮮山楂、紅棗去核。鍋加水燒沸時入玉米粒，煎煮一刻鐘冉卜紅棗、山楂，再煎煮10分鐘，入紅糖即成。

【功效】調治高血壓、高血脂症、更年期綜合症。

❻草莓芹菜汁

【材料】草莓200克、芹菜30克、橘子1個、番茄1個、鳳梨80克。

【作法】將材料揀擇乾淨，去皮、籽等，切成塊，放入果汁機中，攪拌成果汁，時常飲用。

【功效】降血壓、預防中風。

❼黑木耳芹菜汁

【材料】芹菜250克、黑木耳30克。

【作法】黑木耳撕碎，芹菜切段榨汁後加黑木耳一同打勻，早晚空腹服用。

【功效】清血脂、降血壓。

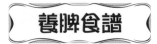

養脾食譜

❶玉米梨飲

【材料】黃玉米30克、梨30克。

【作法】將黃玉米、梨洗乾淨，放入砂鍋內，加水適量，煎成濃湯，代茶飲，每日一劑。

【功效】調治暑熱腹瀉、消化不良。

❷香菜黃豆湯

【材料】黃豆50克、新鮮香菜30克、鹽少許。

【作法】香菜、黃豆分別洗淨，加水兩碗半煎至一碗半，用鹽少許調味即可。

【功效】健脾寬中，適合貧血患者補益。

❸苦瓜汁

【材料】鮮苦瓜80克或苦瓜根100克、冰糖100克。

【作法】將洗淨的鮮苦瓜搗爛取汁，用開水沖服。或用苦瓜根100克加冰糖100克、水燉服。

【功效】防治痢疾。

❹蓮葉蓮藕汁

【材料】鮮荷葉半張，蓮藕30克。

【作法】荷葉洗淨切絲，與蓮藕同煮，去渣取汁飲用。

【功效】適用於小腸癌便血者。

❺胡蘿蔔粥

【材料】胡蘿蔔100克、白米50克、豬油10克。

【作法】將胡蘿蔔去皮，洗淨，切成碎粒。鍋中加水，放入白米和胡蘿蔔粒，上火煮至成粥，待粥快熟時加入豬油，再續煮約10分鐘，即可。

【功效】健胃養顏。

❻白豆山藥粥

【材料】白扁豆30克、山藥30克、雞內金9克、米100克。

【作法】將所有的食材一同加水適量，煮熬成粥，早晨空腹食用。

【功效】適用於小腸癌患者、脾虛食滯者。

❼玉米雞蛋餅

【材料】鮮嫩玉米粒300克、雞蛋4個，芹菜30克。

【作法】將鮮嫩玉米粒切碎成漿狀；雞蛋去殼打均，芹菜洗淨去雜質切碎末，上味入湯碗，充分拌勻，加胡椒粉、鹽，再拌均勻；入麵粉，拌勻成稠糊狀，分成6份，用平鍋烙至熟透時即成。趁熱食用。

【功效】適用於營養不良、食欲不振、胃炎。

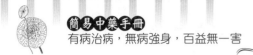
養肺食譜

❶蘿蔔橄欖飲

【材料】白蘿蔔、青橄欖各30克。

【作法】白蘿蔔、青橄欖水煎，代茶飲。

【功效】預防治療流行性感冒、白喉。

❷玉米鬚糖漿

【材料】黃玉米鬚60克、蜂蜜適量。

【作法】將黃玉米鬚洗乾淨，放入鍋內，加水適量，先用大火煮沸，再用小火煎成湯，去渣，取汁，加入蜂蜜，內服，每日一劑。

【功效】調治肺結核咯血、吐血。

❸山藥甘蔗飲

【材料】鮮山藥50克、甘蔗汁120CC。

【作法】鮮山藥搗爛，與甘蔗汁半杯和勻，燉熱服之，每日2次。

【功效】可治療咳嗽痰喘。

❹玉米芯飲

【材料】黃玉米棒內的芯（白色柔軟條狀物），用量不限。

【作法】將黃玉米棒內的芯清洗乾淨，放入砂鍋內，加水適量，置於火上，熬成濃汁，去渣，取汁，服用。

【功效】調治盜汗。

❺豆腐冬瓜枇杷方

【材料】豆腐、冬瓜各100克，枇杷葉10克。

【作法】將豆腐、冬瓜切成小丁塊，入鍋加水800CC，燉30分鐘即可。去枇杷葉吃冬瓜、豆腐，一日一次。

【功效】可治口腔潰瘍。

❻銀耳豆漿

【材料】銀耳20克、黃豆150克（製作豆漿500CC）、白糖15克、雞蛋1個。

【作法】黃豆用水浸泡半天，打成豆漿。將銀耳用清水泡發。將雞蛋

打破倒入碗中，用筷子攪勻，待用。煮豆漿時將泡發好的銀耳放入，豆漿煮沸以後，打入攪勻的蛋液，蛋熟後加入白糖即成。

【功效】調治慢性咽喉炎、慢性氣管炎、肺結核。

❼西瓜木耳羹

【材料】西瓜150克、白木耳20克、白糖適量。

【作法】將白木耳洗淨，放入水中泡至軟；將西瓜瓤切成小丁；鍋中加水，放入西瓜丁、白木耳，煮滾；待煮沸後，加入適量白糖調勻，即可食用。

【功效】適用於支氣管炎。

❽白蘿蔔湯

【材料】蘿蔔汁15CC、飴糖9克、薑汁2CC，或白蘿蔔5片、薑3片、棗3枚、蜂蜜30克。

【作法】蘿蔔汁、飴糖，加薑汁混勻，燉溫服用。或白蘿蔔、薑、棗水煎去渣，加蜂蜜煮沸。

【功效】調治小兒傷風咳嗽。

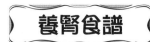

養腎食譜

❶玉米衣飲

【材料】黃玉米衣25克。

【作法】黃玉米衣清洗乾淨，放入砂鍋內加水適量，先用大火煮沸，再用小火煎成湯，內服。

【功效】調治妊娠小便不通。

❷菱角汁

【材料】鮮菱角250克。

【作法】鮮菱角洗淨後，水煎1小時，濾取汁液，加紅糖適量，一天內分兩次服完。

【功效】治月經過多症。

❸玉米鬚飲

【材料】黃玉米鬚150克。

【作法】黃玉米鬚清洗乾淨，放入砂鍋內加水適量，先用大火煮沸，再用小火煎成湯，內服。

【功效】調治尿道結石。

❹黑芝麻豬腳湯

【材料】黑芝麻150克、豬腳500克。

【作法】將黑芝麻研細末，豬腳洗淨切塊，入鍋，加水1500CC，煮40分鐘，入鹽、調味即成。

【功效】適用於產婦乳汁不足。

❺黑豆坤草飲

【材料】黑豆50克、益母草30克、紅糖30～50克、黃酒適量。

【作法】將益母草洗淨，切成寸段，入瓦煲加水800CC，煎煮半小時以上，去掉渣滓。黑豆洗淨，倒入益母草湯，繼續煎煮至黑豆熟爛為止，調入紅糖、料酒即可。

【功效】對月經不調、氣血不調等均有療效。

❻香椿樹皮車前草方

【材料】香椿樹皮30克、車前草30克、川貝10克。

【作法】將上三味入鍋加適量水，煎湯。溫熱服用。

【功效】適用於尿道炎、尿道結石。

❼黑芝麻二子湯

【材料】黑芝麻50克、沙苑子50克、菟絲子30克。

【作法】上三味藥去雜質研細末，入鍋，加水1000CC，煎煮30分鐘，去渣取藥液（紗布過濾）300CC。一日一劑，早、晚各服150CC。

【功效】主治少年近視、性功能低下、眩暈症、腰膝無力。

❽黑米桂花粥

【材料】黑米200克、紅豆20克、蓮子、花生、桂花、冰糖各少許。

【作法】黑米洗淨，浸泡6小時；紅豆洗淨，浸泡1小時；蓮子、花

生洗淨、瀝乾備用。鍋置火上,將黑米、紅豆、蓮子放入鍋中,加水1000CC,大火煮沸後換小火煮1小時。加入花生,繼續煮30分鐘。加入桂花、冰糖,拌勻,煮3分鐘即可。

【功效】調中解氣、健脾強腎。

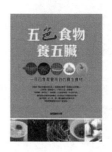

　　本段節錄自本社《五色食物養五臟》,更多的養生、健康食譜與更多的精彩內容,請參見健康養生小百科系列12《五色食物養五臟》。

健康養生小百科系列推薦 （18K完整版）

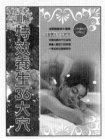

圖解特效養生36大穴
（彩色DVD）300元

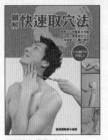

圖解快速取穴法
NT：300（附DVD）

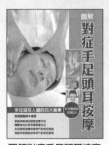

圖解對症手足頭耳按摩
NT：300（附DVD）

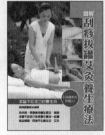

圖解刮痧拔罐艾灸養生療法
NT：300（附DVD）

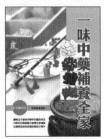

一味中藥補養全家
NT：280

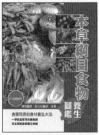

本草綱目食物養生圖鑑
NT：300

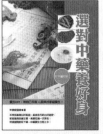

選對中藥養好身
NT：300

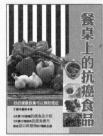

餐桌上的抗癌食品
NT：280

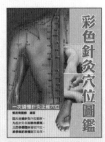

彩色針灸穴位圖鑑
NT：280

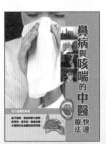

鼻病與咳喘的中醫
快速療法 NT：300

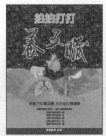

拍拍打打養五臟
NT：300

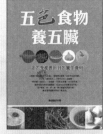

五色食物養五臟
NT：280

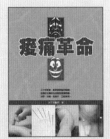

痠痛革命
NT：300

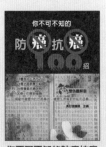

你不可不知的防癌抗癌
100招 NT：300

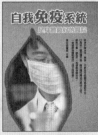

自我免疫系統是身體
最好的醫院 NT：270

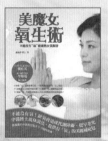

美魔女氧生術
NT：280

一家人健康養生的好幫手

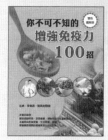

你不可不知的增強免疫力
100招 NT：280

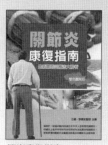

節炎康復指南
NT：270

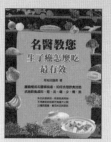

名醫教您：生了癌怎麼吃
最有效 NT：260

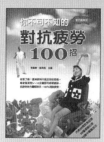

你不可不知的對抗疲勞
100招 NT：280

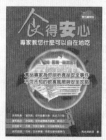

食得安心：專家教您什麼
可以自在地吃 NT：260

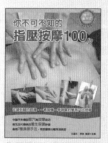

你不可不知的指壓按摩
100招 NT：280

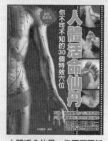

人體活命仙丹：你不可不知
的30個特效穴位 NT：280

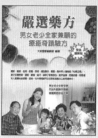

嚴選藥方：男女老少全家兼顧
的療癒奇蹟驗方 NT：280

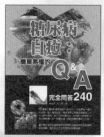

糖尿病自癒：簡單易懂的Q&A
完全問答240 NT：260

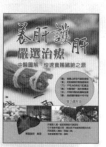

養肝護肝嚴選治療：中醫圖解
快速養護臟腑之源 NT：280

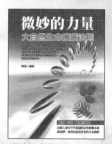

微妙的力量：大自然生命
療癒法則 NT：260

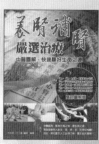

養腎補腎嚴選治療：中醫圖解
快速顧好生命之源 NT：280

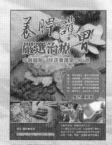

養脾護胃嚴選治療：中醫圖解
快速養護氣血之源 NT：280

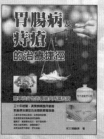

胃腸病及痔瘡的治療捷徑
NT：280

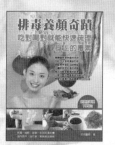

排毒養顏奇蹟：吃對喝對就能快
速梳理身上的毒素 NT：199元

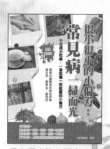

很小很小的小偏方：
常見病一掃而光 NT：260

NOTE

國家圖書館出版品預行編目資料

簡易中藥手冊：有病治病，無病強身，百益無
一害 / 趙國東作 . -- 初版 . -- 新北市：華志文化，
2016.02
　　面；　公分 . --（健康養生小百科；41）
ISBN 978-986-5636-44-9（平裝）

1. 驗方　　2. 中藥方劑學

414.65　　　　　　　　　　　　　　104028281

日 華志文化事業有限公司

系列／健康養生小百科 A｜0｜4｜1

書名／簡易中藥手冊：有病治病，無病強身，百益無一害

作　　　者　趙國東醫師
執行編輯　林雅婷
美術編輯　簡郁庭
封面設計　黃雲華
文字校對　陳麗鳳
企劃執行　康敏才
總　編　輯　黃志中
社　　　長　楊凱翔
出　版　者　華志文化事業有限公司
電子信箱　huachihbook@yahoo.com.tw
地　　　址　116 台北市文山區興隆路四段九十六巷三弄六號四樓
電　　　話　02-22341779
印製排版　辰皓國際出版製作有限公司

總經銷商　旭昇圖書有限公司
地　　　址　[235] 新北市中和區中山路二段三五二號二樓
電　　　話　02-22451480
傳　　　真　02-22451479
郵政劃撥　戶名：旭昇圖書有限公司（帳號：12935041）

出版日期　西元二〇一六年二月初版第一刷
售　　　價　二四〇元

版權所有　禁止翻印

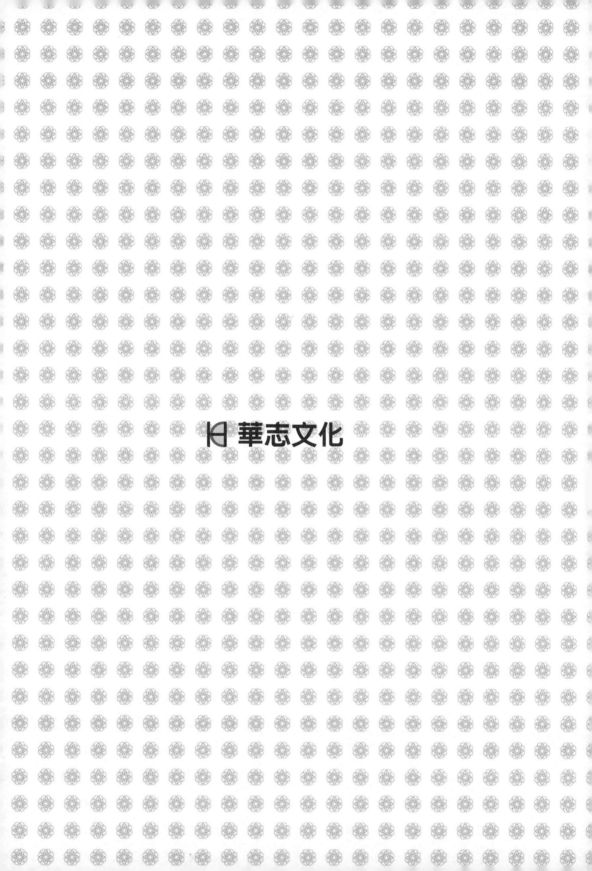

華志文化

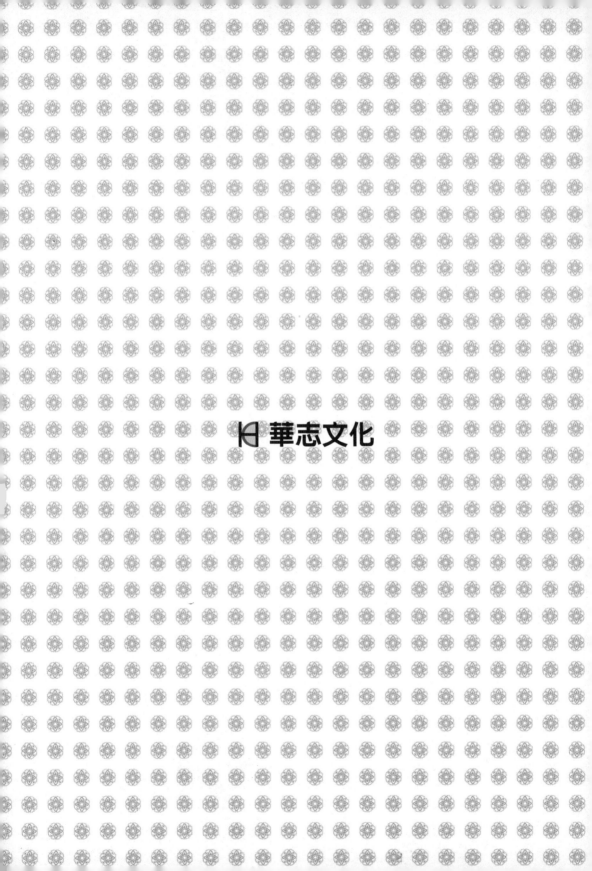

華志文化